リンパ浮腫は手術で治療する

三宅ヨシカズ
MIYAKE YOSHIKAZU

幻冬舎MC

はじめに

近年、医療技術の進歩によってがん患者の生存率は伸びています。国立がん研究センターによれば、２０１１～２０１３年にがんと診断された人の5年相対生存率は68・9％（２０２１年発表）と7割に迫ります。１９９３～１９９６年にがんと診断された人の5年相対生存率は男性が48・9％と半数にも満たず、女性も59％と6割程度だったのと比べると、約20年間で大きく伸びていることが分かります。高齢化によって患者数は増えているものの、がんが不治の病とされた時代は過去のものになりつつあるのです。

その一方で、がん治療の後遺症として患者を悩ませる病気があります。それがリンパ浮腫です。リンパ浮腫とは、がんの手術の際にリンパ節を取り除くことや、放射線治療、抗がん剤治療をすることによってリンパ液の流れが悪くなり、手や足にむくみが生じる疾患です。

早期の段階では痛みや張り、重だるい程度の症状しか見られませんが、進行するとむくみがひどくなり、歩行が困難になったり、箸やペンを持つことができなくなったり、靴がはけなくなったりするなど、日常生活に大きな影響を及ぼすのです。ところが、医師の間ではリンパ浮腫は命に直接関わる病気ではないため軽視される傾向があります。そのため浮腫の軽減、悪化の防止、進行速度の抑制を目的とした弾性包帯（バンデージ）や弾性着衣（ストッキングなど）による圧迫療法や、皮膚や皮下組織に溜まったリンパ液を正常なリンパ節へ誘導するように排液を行うリンパドレナージくらいしか行われていません。もちろんリンパ浮腫の治療として間違ってはいないのですが、これらの治療法はあくまでこれ以上むくみが進行しないようにする保存療法であり、根本的な改善にはならないのです。

　それではリンパ浮腫によってむくんでしまった手足は一生元には戻らないのかというと、そんなことはありません。進行度によってはリンパ浮腫は手術をすることで根本から治療することも可能です。

　私は２００３年に医師になって以来、形成外科医として多くの患者の診療や手術を行っています。２０１０年に赴任した病院ではがん診療が多く、がんの手術後にリンパ浮腫を発症する患者を何人も見てきました。水仕事のたびに手につけた弾性包帯を外さなくてはならず、大好きだった料理が嫌いになってしまった方。片方の足だけ太さが倍以上になってしまい、おしゃれができなくなったと悲しむ方。歩行が困難になり介助してくれる人がいないと外出できないと嘆く方。

つらいがんの闘病から生還したのに、後遺症であるリンパ浮腫により豊かな人生を歩むことができない人たちをなんとか自分の手で救いたいと2021年8月に大阪・阿倍野でリンパ浮腫診療に特化したクリニックを開院しました。私のクリニックでは日々リンパ浮腫に悩む患者にリンパ管細静脈吻合術を行っています。この手術はリンパ管と静脈をつないでバイパスを作り、溜まったリンパ液を静脈へ流すものです。手術によって新たなリンパ液の流れを作るため、皮下組織にリンパ液が溜まるのを減少させることができます。この手術と保存療法を組み合わせることで、リンパ浮腫は劇的に改善するのです。

本書ではリンパ浮腫における手術療法を紹介することによって、リンパ浮腫は手術で治療できると知ってもらうことを目的としています。本書を通じて一人でも多くの人がリンパ浮腫の悩みから解放されて、豊かな人生を歩んでもらうことができれば、著者としてこれ以上うれしいことはありません。

リンパ浮腫は手術で治療する　目次

［第4章］新たなリンパの通り道を形成し、症状を改善に導く
リンパ浮腫は手術で治療する

［第5章］　リンパ浮腫の外科手術で元の生活を取り戻した人たち

［第1章］

なぜリンパ浮腫は起こるのか？

私たちの体を流れるリンパ液とは？

近年、医療技術の進歩に伴って、がんの治療成績は大きく向上しています。その一方で高齢化などの要因もあり、がんの患者数自体は増加傾向にあります。例えば女性に多い乳がんでは、年間で約9万7000人が新規に乳がんと診断されています（国立がん研究センター2019年統計データ）。

がんの治療は「手術療法」「薬物療法」「放射線療法」の3種類があり、これらを三大療法と呼びます。基本的にがん治療はこれらの治療法を単独または組み合わせて行います。がんの治療成績が向上するのは非常に喜ばしいことですが、その一方でがん治療の後遺症であるリンパ浮腫に悩む人が増えているという現状があります。

そもそもリンパとは、リンパ管を流れるリンパ液のことを指しています。リンパ液には水分やタンパク質、白血球などが含まれています。赤血球は含まれていないため血液のような赤みはなく、透明かやや黄色みを帯びた色をしています。

私たちの体の中には、動脈や静脈などの血管と同様に、全身の至るところにリンパ管が通っています。体は表面を皮膚が覆っていて、その下に脂肪の層があり、その下に筋肉がありますが、リンパ管の多くは脂肪の層にあります。どれほどむくんでいても、皮膚の下10㎜～20㎜のところにリンパ管は走っているのです。

リンパ管は直径0・1㎜～1㎜程度の細い管で、毛細リンパ管と毛細リンパ管の集まりである集合リンパ管があります。リンパ管の中にはたくさんの弁がついていて、逆流を防ぐようになっています。

リンパ液は体の中を流れて老廃物を回収したり、細菌やウイルスなどを排除したりする免疫システムの働きをしています。私たちの体の中では、心臓から新鮮な酸素や栄養を含んだ血液が動脈を通って全身の細胞に届けられ、反対に細胞から出た二酸化炭素や老廃物は、静脈で回収されて心臓へ戻ります。

しかし、静脈で回収できる二酸化炭素や老廃物は、全体の9割程度といわれています。残りの約1割は毛細血管からしみ出て、細胞と細胞の間に存在する間質液と呼ばれる液体になります。間質液は、全身に張り巡らされたリンパ管によって回収されてリンパ液となり、リンパ液は細いリンパ管から太いリンパ管に流れ込み、最終的には鎖骨の下にある静脈に合流して心臓へ戻っていきます。このようにリンパ液は、毛細血管から出た余分な二酸化炭素や老廃物を回収する役割を担っているのです。

心臓から送り出された血液は、静脈とリンパ管を通って心臓へと戻ってきます。リンパ管は1日数Lの水分やタンパク質を運んでいるといわれていますが、なんらかの理由でリンパ管の機能が低下したりリンパ液の流れが悪くなったりすると、運びきれない水分やタンパク質が腕や足に溜まってむくみが生じます。これがリンパ浮腫です。

細菌やウイルスを排除する免疫システムとしての働き

体の中に侵入した細菌やウイルスなどを排除する免疫システムも、リンパ液の重要な役割です。体内でとらえられた細菌やウイルスなどはリンパ液とともにリンパ管を流れ、リンパ節に集められます。リンパ節はそら豆のような形をした小さな器官で、体中に数百個あります。そして、リンパ節を通過するリンパ液の中に細菌やウイルスなどがいないかチェックする、関所の役割を果たしています。

リンパ節には白血球などの免疫細胞がいて、細菌やウイルスなどの異物を見つけると攻撃して排除します。風邪などをひいたときにリンパ節が腫れることがありますが、これは体内に侵入した細菌やウイルスがリンパ節で白血球などに攻撃されることによって起こります。

リンパの流れとリンパ節

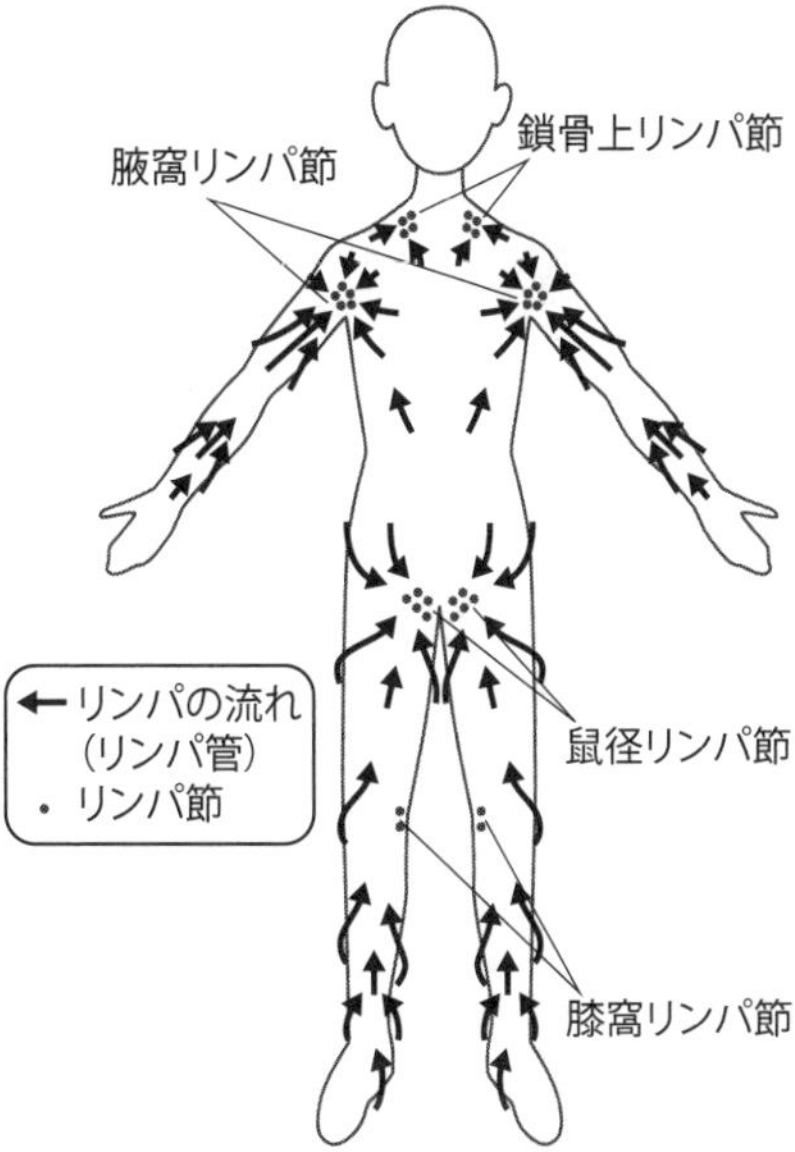

出典：がん情報サービスの図を基に独自作成

体の中にある主なリンパ節としては、鎖骨の上にある鎖骨上リンパ節、脇の下にある腋窩《えきか》リンパ節、お腹の中にある腹部リンパ節、骨盤内のリンパ節、太ももの付け根にある鼠径《そけい》リンパ節、ひざの裏側にある膝窩《しっか》リンパ節などが挙げられます。このうち、脇の下や骨盤・鼠径部などのリンパ節は、全身のなかでも特に大きなリンパ節となっています。

リンパ液はリンパ管の蠕動《ぜんどう》運動と、筋肉を動かすことによって体内を流れます。蠕動運動では、リンパ管自体の動きによって下から上にリンパ液を押し上げます。また、筋肉を動かす作用では、ふくらはぎなどの筋肉を動かすことでリンパ液が流れます。血液が全身を循環するのに対して、リンパ液は体の末端から体の中心部に向かっての一方通行です。

リンパ管の機能は年齢とともに落ちてくるため、高齢になるとむくみやすい人が出てきます。また高齢者でなくても運動量が少ない人は筋肉の動きが少ないため、リンパ液の流れがあまり良くない人もいます。

はっきりと原因が分からない原発性リンパ浮腫

リンパ浮腫は大きく分けると「原発性リンパ浮腫」と「2次性（続発性）リンパ浮腫」の2つの種類があります。原発性リンパ浮腫は、はっきりと原因が分からないリンパ浮腫のことを指しています。発症した年齢に応じてさらに「先天性リンパ浮腫（1歳未満）」

「早発性リンパ浮腫（1歳～35歳）」「晩発性（遅発性）リンパ浮腫（36歳以上）」の3つの型に分類されます。

　先天性リンパ浮腫は生まれながらに発症しているリンパ浮腫で、リンパ管の形成不全や発育不全などが原因と考えられています。早発性リンパ浮腫は、生まれたときにはリンパ浮腫がなかったものの、35歳までになんらかのきっかけによって発症したものを指しています。そのきっかけというのは、例えば思春期の体の変化や妊娠、体重増加などさまざまです。さらに晩発性リンパ浮腫は、36歳以上に発症したものを指しており、後天的にリンパ管の障害が起こってくるためと考えられています。

　原発性リンパ浮腫の推定患者数は、2009年の厚生労働省難病研究班の報告によれば日本で5000人という報告もありますが、原発性リンパ浮腫は原因が分からないため、リンパ浮腫と診断されない場合も多く、実際の患者数は推定患者数よりもはるかに多いと私は考えています。

むくみの正体が分からずに「捻挫です」と診断

ある日突然むくみだして、病院を受診しても結局何が原因か分からず、リンパ浮腫という病名にたどり着くことすらできないでいる患者は少なくないはずです。

私のクリニックでも開院して1年間で、少なくとも20人以上の原発性リンパ浮腫の患者が来院しています。彼らのなかには、例えば最初はひざから下がむくみだし、足首が特にむくんでいる状態のときに整形外科を受診して捻挫と診断され湿布を処方されただけで終わってしまった人もいます。

あるいはむくみを感じるようになったときは、内科を受診する人が多いと思います。むくみが出る原因はいくつかありますから、内科では検査をしながらさまざまな病気の可能性を除外していくことになると思います。しかし最終的には何が原因でむくんでいるのか分からずに、利尿剤などを処方されて終わりということもあります。その場合、いくら利尿剤を飲んでも症状は改善されませんから、しばらくすると薬を飲むのも受診するのもやめてしまい、そのまま放置ということもあり得ます。

このように実際に診断名がついているかついていないかは別として、潜在的には決して少なくない人数の原発性リンパ浮腫の患者がいる可能性があるのではないかと私は思っています。

がんの治療後に起こる2次性リンパ浮腫

原因が分からない原発性リンパ浮腫に対して、２次性リンパ浮腫はがんの外科的治療（手術）や放射線治療などの後遺症として起こるリンパ浮腫のことです。リンパ浮腫の患者数でいえば、２次性リンパ浮腫の患者数が圧倒的に多くなっています。日本では２次性リンパ浮腫の患者は推定10万人以上いると考えられています（『リンパ浮腫診断治療指針２０１３』一般社団法人リンパ浮腫療法士認定機構編集）。

２次性リンパ浮腫が起こる原因で最も多いのが、がんの手術によるリンパ節の切除です。がんは、がん細胞が発生した場所で大きく成長するだけではなく、リンパ管や血管に入り込んで体内を移動します。リンパ管からリンパ節に流れ込んだがん細胞が、白血球などの免疫機能によって排除されなかった場合、リンパ節で増殖することがあります。がん細胞がさらに増殖している可能性があるため、これ以上リンパ節で進行しないように、がんの手術ではがんができた場所の近くのリンパ節を切除することがあります。このことを「リンパ節郭清《かくせい》」といいます。

多くのリンパ管が合流するリンパ節を切除することによって、リンパ液は通り道を失ってしまいます。通り道を失ったリンパ液が体内にとどまり、流れが滞ることによってむくみが起こります。手術直後の一時的なむくみは時間とともに解消していきますが、その後、慢性的なむくみが生じることがあり、この場合はリンパ浮腫と考えられます。

また、手術だけではなく放射線治療や薬物療法もリンパ浮腫を引き起こします。放射線治療では、放射線によって組織がダメージを受けるため、もともとリンパ液の流れがあまり良くなかった場合などにリンパ液の流れがさらに悪化して、リンパ浮腫につながります。薬物療法の場合でも、がん細胞を攻撃する抗がん剤がリンパ管にも影響を及ぼすため、リンパ管の機能が低下してリンパ液が流れにくくなり、リンパ浮腫を引き起こすことがあります。

手術、放射線、薬のどれもがリンパ浮腫を引き起こす原因となり得ますし、放射線のみ、あるいは抗がん剤のみの治療でもリンパ浮腫を発症することがあります。そのため、リンパ節を切除していないからといって浮腫が起こらないと安心するのは禁物です。もちろん、3つの治療のうち2つあるいは3つを組み合わせて行っている場合は、その分リンパ浮腫の確率も高くなることが考えられます。

手術後、数十年経ってからリンパ浮腫になる人も

リンパ浮腫の特徴として、手術のすぐあとから発症する人もいれば、術後数年から10年以上も経って発症する人もいるということが挙げられます。手術のすぐあとであれば、リンパ浮腫の原因が手術であることに患者自身も思い当たりますし、主治医にも相談しやすいと思います。

しかしがんの手術から10年、20年と経過したあとにリンパ浮腫を発症した場合、がん治療の後遺症だと思い当たらないケースもあると思います。術後数十年が経過すると、本人もいつどのような手術をしたのか正確に覚えていないこともありますし、手術を受けた病院を受診しても、カルテが残っていないこともあり得ます。そのような場合は正確な診断

を受けて治療をスタートするまでに、時間がかかってしまうことも少なくありません。

　日本は戦後、平均寿命が右肩上がりに上昇し、今では世界でもトップクラスの長寿国です。平均寿命が上がると、その分だけリンパ浮腫のリスクも上昇します。なぜならリンパ管の機能は、年齢とともに低下するからです。がん治療をしたあとの生存期間が長くなればなるほど、がん治療の影響と年齢の影響の両方によって、リンパ浮腫を発症するリスクは高くなると考えられるのです。


　なお、原発性リンパ浮腫および2次性リンパ浮腫に加えて、海外では寄生虫によって引き起こされるリンパ浮腫もあります。これはフィラリアという寄生虫によって起こる感染症で、リンパ系フィラリア症とも呼ばれます。リンパ系フィラリア症は、蚊が媒介となり寄生虫がリンパ系に寄生することで発症します。

　寄生虫を体内に宿した蚊に刺されると、寄生虫の幼虫が人の体内に侵入し、その後リンパ管に移動します。成虫になった寄生虫は体内でさらに子どもを増やし、リンパ系に大きなダメージを与えます。この寄生虫に感染すると、初期には目立った症状はありませんが、やがてリンパ管炎やリンパ節炎などを繰り返し、リンパ浮腫や象皮症（皮膚が分厚くなってイボやトゲ状になる病気）などに進行していきます。

健康なむくみとの違いは自然に改善するかどうか

健康な人でも、日常生活のなかで手足にむくみが起こることがあります。一日中立ちっぱなしだった日など、夕方になると足にむくみを感じる人もいると思います。また、運動不足の人や普段あまり体を動かさない人の場合は筋肉量が少なく、ふくらはぎのポンプ機能が弱いためむくみやすい傾向があります。また、高齢になってリンパ管の蠕動運動が衰えてきて起こる加齢性浮腫や、車椅子などに座りっぱなしなどの生活を続けていると起きる廃用性浮腫、脂肪浮腫など、がんの治療を受けていなくてもリンパ浮腫が生じることがあります。

こうした健康なむくみとリンパ浮腫との大きな違いは、体を動かして血液やリンパ液の流れを良くしたり、あるいは一晩寝ることによって改善するかどうかです。リンパ浮腫によるむくみの場合、特に症状が進行していくと、寝たり、時間が経ったりしても元には戻りません。一方でリンパ浮腫ではないむくみならば、一晩寝ることでむくみは解消されます。

リンパ浮腫の主な症状

リンパ浮腫はリンパ液の流れが停滞することで起こるため、主な症状はむくみです。特に、手や足など体の末端部分に強いむくみが出ることがあります。むくみを含む主な症状には、次のようなものがあります。

【上肢の場合】

・二の腕や背中のむくみ
・側胸部の張りや痛み、重さ、だるさ、違和感

【下肢の場合】

・太ももや恥骨前部のむくみ
・お尻の外側の張りや痛み、重さ、だるさ、違和感
・歩行が困難になる

【共通症状】

・疲れやすくなる
・合併症を引き起こすことがある
・手や足を指で押すと、皮膚がすぐには戻らずに指の跡がつく
・皮膚をつまんでも、しわがよりにくくなる
・衣服が着にくくなる

さらに病状が進行していくと、これらに加え、皮膚が硬くなったり乾燥したり、傷口からリンパ液がにじみ出てなかなか止まらないなどさまざまな症状が起こります。

また、これはリンパ浮腫全般にいえることですが、むくみの初期は、組織内圧が上がって神経が圧迫されるため、痛みを感じることがよくあります。しかし痛みを感じる時期を過ぎると、少しずつ皮膚が伸びていって圧が低下し、次第に痛みを感じなくなっていきます。

なお、脇のリンパ節の切除は乳がんの場合に行うことが多いのですが、必ずしも乳がんの手術だけとは限りません。例えば私のクリニックを受診した患者には、肺がんが脇のリ

ンパ節に転移し、リンパ節を切除してリンパ浮腫を発症した人がいました。乳がんの場合は脇のリンパ節にがん細胞が流れやすいため、脇のリンパ節の切除をすることが多いのですが、その他のがんでも脇のリンパ節を切除して手や腕にリンパ浮腫を発症することはあります。

国際リンパ学会の病期分類

国際リンパ学会の分類によれば、リンパ浮腫は病気の進行に合わせて次のように分類されます。

・0期：リンパ管の流れが障害されているものの、明らかな浮腫があるわけではなく、潜在的に浮腫がある状態です。この段階では患者は具体的な症状を感じることはほとんどありません。また、見た目では分かりにくいため、病院を受診してもリンパ浮腫と診断されないこともあります。

・**Ⅰ期（軽度）**：比較的タンパク質の成分が多い間質液が溜まり始めます。組織は柔らかく、皮膚を強く押したときに跡が残ることもあります（圧迫痕）。この段階になると、症状は日によってさまざまに変化し、人によってはリンパ浮腫が起きている部分に重だるさを感じたり、なんらかの違和感を覚えたり、こわばりを感じることがあります。また、疲労感が強まるなどの症状が出ることもあります。Ⅰ期はまだ初期の段階で、手や足などむくみを感じる部分を高い位置に上げたり、安静にしたりすることで、むくみが改善します。

・**Ⅱ期（中等度）**：この段階になると、リンパ浮腫になっている部分を高い位置に上げたり、安静にしたりするだけではむくみが解消しなくなります。また、皮膚を強く押したときにはっきりと跡が残るようになります。人によっては痛みを感じたり、Ⅰ期の頃よりも強い重だるさを感じたりすることがあります。また、肌が乾燥したり、皮膚が圧迫されたように感じることもあります。手足の左右差など、見た目でもむくみが分かるようになります。

・Ⅱ期後期（重度）：組織が線維化します。皮膚表面が硬くなり、強く押しても跡は残らなくなります。この段階に進むと症状を緩和することも難しくなってきます。

・Ⅲ期（重度）：さまざまな合併症が出てくるようになります。合併症として、蜂窩織炎《ほうかしきえん》と呼ばれる感染症やリンパ液が漏れてくるリンパ漏、象皮症などをはじめとするさまざまな皮膚の合併症を繰り返すようになります。

※国際リンパ学会による病期分類を基に作成

リンパ浮腫が進行するとリンパ管も変化する

リンパ浮腫が起きていない正常なリンパ管は、内側はリンパ管内皮細胞という薄い膜に覆われていて、その外側を平滑筋という筋肉が覆っています。この筋肉が蠕動運動を繰り返すことによって、リンパ管の中をリンパ液が流れていきます。

しかしリンパ浮腫によってリンパ管の中の圧が上昇すると、リンパ管内皮細胞が薄く伸びていきます。内皮細胞が薄くなると、リンパ管の損傷を防ぐために、今度は外側にある平滑筋が分厚くなっていくのです。これによりリンパ管の蠕動運動が弱くなるほか、リンパ管の内側の空間が狭くなり、リンパ液の流れがどんどん悪くなっていきます。

リンパ管の変化と同時に、脂肪細胞の線維化なども進んでいきます。リンパ管の中にリンパ液が詰まっている状態だと、本来ならばリンパ管に吸収されるはずの間質液が吸収されず、リンパ管の外に溢れてしまいます。この状態が続くと、間質液が溢れている部分にコラーゲンというタンパク質が溜まっていきます。

そしてコラーゲンが溜まっていくと、本当ならば柔らかいはずの脂肪組織が線維化して硬くなってしまいます。間質液が溜まった状態が続くと、脂肪細胞が大きくなってさらにリンパ管を押し潰してしまいます。こうしたことが重なって、リンパ液の流れはどんどん悪化していきます。

乳がん後に起こりやすいリンパ浮腫

体のどの部分にリンパ浮腫が起きるかは、どこのリンパ節を切除したかによって変わってきます。主な箇所は手・腕、足などです。

まず、乳がんなどの手術によって脇のリンパ節を切除した場合は、腕や手にリンパ浮腫が起こりやすくなります。がんの手術に加えて放射線治療や抗がん剤治療をした場合、治療を行っている期間中からむくみ始めることも多いようです。リンパ浮腫を発症する年齢層は、乳がんが増え始める30代から70代、80代まで幅広いのが特徴です。

手や腕のリンパ浮腫の場合、初めは腕の内側から少しずつ違和感を覚える人が多いようです。症状が進むと手や腕全体にむくみが出ることもあります。指がむくむと物をつかんだり瓶やペットボトルの蓋を閉めたりするなどの細かい作業がしにくくなり、日常生活に差し支えるようになります。職種によっては仕事に支障が生じるケースもあります。

腕がむくむと、水風船に少しずつ水を入れていったときのように、腕がパンパンに張っている感覚を覚えます。治療を受けずにいると、徐々にひじが曲げにくくなってしまうケースが少なくありません。さらに指であっても腕であっても、朝よりも夕方になるとむくみはひどくなる傾向にあります。

子宮頸がんや前立腺がん後に起こりやすいリンパ浮腫

足のリンパ浮腫は、例えば子宮頸がんや子宮体がん、卵巣がんなどの婦人科系のがんで、骨盤内のリンパ節や鼠径部のリンパ節を切除した場合などに起こります。ほかにも前立腺がんや膀胱がん、大腸がんなどでも骨盤内のリンパ節を切除することがあるので、そうした場合に起こることもあります。

足のリンパ管は足の甲からすねや太ももの内側のルート、あるいはふくらはぎからひざの裏側や太もものルートを通って、鼠径部のリンパ節に向かいます。鼠径部のリンパ節に集まったあとは、骨盤からお腹の中を通って最終的に大静脈に合流します。そのため鼠径部のリンパ節や骨盤内のリンパ節を切除することで、足からのリンパ液が戻ってくることができず、足にむくみが起こります。足のリンパ浮腫は、内股のところから症状を感じ始める人が多いようです。

足のむくみは片側だけに出る人もいれば、両足に出る人もいるなどさまざまです。また、初めに片足だけ症状が出て、何年も経ってからもう一方の足に症状が出ることもあります。どちらの側に症状が出るか分からないのは、主に骨盤内のリンパ節を切除した場合です。例えば鼠径部のリンパ節であれば、左のリンパ節を切除したら症状は左足にだけ出ます。しかし骨盤内では左足と右足の両方から来たリンパ管が合流するため、左右どちらの足に症状が出るかは分かりません。片方の足にむくみが出たから気をつけて生活をしていたという人が、何年も経ってからもう一方の足にもむくみが出てくるなど、症状の表れ方が予測しにくいことがあります。

足のリンパ浮腫でも初期には内圧が高くなることによって痛みを感じます。また、むくみが強くなってくるとひざなどの関節が曲げにくくなります。足の場合は、手の指のように細かい作業をする必要はありませんが、ひざが曲げにくくなると、歩きにくいなどのトラブルが起こります。

あるいはむくみが左右対称ではないため、片方の足だけむくんでももう一方がそれほどでない場合、左右で靴のサイズが変わってしまいます。左右で同じサイズの靴をはくことができないため、日常生活で大きな不便を感じることになります。このほか足首が太くなることもあります。足首が太くなって曲げにくくなると、やはり階段の上り下りがしにくいなどのトラブルが起こります。

骨盤内のリンパ節切除後に起こりやすいリンパ浮腫

おへそから下のお腹のリンパ液は鼠径部のリンパ節に流れていくため、鼠径部や骨盤内でリンパ節を切除した人は、下腹部や陰部がむくむこともあります。立っている時間が長い人は足に流れますが、座っている時間が長い人は下腹部・陰部への症状が強くなる傾向があります。

下腹部のむくみを感じる場合は、座ったときに違和感を覚えることがよくあるようです。人によっては座ったときに、下腹部と足の間にタオルを1枚挟んだような引っかかりを感じることもあります。服で隠れるため手や足ほど見た目には影響が出ませんが、特に座っている時間が長い人は、強い違和感を覚えることが多いようです。

首のリンパ節を取ることで顔がむくむケースも

手や足に加えて、リンパ浮腫によって顔がむくむこともあります。例えばのどのがんや舌がんなどでは、首のリンパ節を切除することがありますが、それだけで顔がむくむことはあまり起こりません。顔のむくみは首（頸部）のリンパ節切除に加えて放射線治療を受けた人に起こる可能性が高くなります。頭部からのリンパ液の戻りが悪くなることが原因で、顔がむくみやすくなるのです。

顔のむくみは、まぶたのむくみによって気づくことが多いです。顔全体がむくんでいる場合などは、むくんでいることに気づきにくいことがありますが、まぶたのむくみは比較的気づきやすいからです。また、まぶたは皮膚が伸びやすく、むくみが表れやすい場所でもあります。患者本人も顔のむくみに気づかなくても、まぶたが下がってくると視界が遮られ、日常生活にも影響が出てきます。

どの種類のがんであってもリンパ浮腫は起こる可能性がある

リンパ浮腫は、手や腕に生じる場合は多くが乳がんの治療後に起こり、足の場合は子宮がんや卵巣がんなどの治療後に起こるため、全体的な傾向として女性に多い病気といえます。しかし、女性に多いからといって、男性がリンパ浮腫にならないわけではありません。

私は開業前、総合病院の形成外科で多くのリンパ浮腫の患者を治療してきました。総合病院では婦人科や乳腺外科などから患者を紹介されることが多かったため、婦人科系のがん治療後のリンパ浮腫を治療することがほとんどでした。

しかしリンパ浮腫の手術を専門とするクリニックを立ち上げてからは、婦人科や乳腺外科以外の患者にも、多くのがんの後遺症としてリンパ浮腫に悩む人がいることを知りました。泌尿器系のがんや前立腺がん、精巣がんの治療後の男性はもちろんのこと、ほかにも例えばすい臓がんでリンパ節を切除した人、あるいは肺がんが大動脈の近くのリンパ節に転移し、リンパ液の流れが悪くなった人など、実にさまざまながんが原因でリンパ浮腫になる人がいることが分かりました。

つまり、どのようながんであっても、リンパ浮腫が起こる可能性はあるのです。

正しい情報が知らされていないのがリンパ浮腫の課題

リンパ浮腫の治療法というと保存療法が一般的に知られていますが、実際には保存療法と手術を組み合わせることによって、より大きな効果を期待できます。しかし残念ながら、リンパ浮腫に悩む患者の多くは、手術どころか保存療法に関する正しい情報すら知らされていないという厳しい現実があります。

リンパ浮腫の患者が正しい情報にたどり着けない理由はいくつかあります。一つはがんの治療を行った病院で、十分に情報提供されていないケースです。

がんの手術などを受ける場合、今は多くの病院で術前の説明書やパンフレットを作成し、術後に起こり得る副作用などについて説明をしています。そのなかでは、当然リンパ浮腫についても記載されています。しかし、リンパ浮腫というのは具体的にどのような病気か、リンパ浮腫になるとどうなってしまうのか、あるいはリンパ浮腫になってしまった場合にどうすればよいかといった具体的な点については、きちんと説明されていないのが現状です。

もちろん、リンパ浮腫の症状や進行などは個人差がありますから、説明書やパンフレットで詳細に説明することは困難です。そのため「主治医に相談しましょう」という記載にとどまってしまうのは仕方がありません。しかし、具体的な対処方法や相談先などを周知しないことによって、リンパ浮腫に適切に対応できるかどうかは主治医次第ということにもなってしまいます。

「命が助かったのだから、我慢するしかない」という誤解

がんの治療後にむくみが気になった患者は、おそらく最初にがんを治療した病院の主治医に相談すると思います。そのときに主治医がリンパ浮腫に詳しかったり、あるいは患者の術後のQOL（Quality of Life）を向上させることに熱心であったりすれば、あまり問題はありません。患者がむくみを訴えてきたら、リンパ浮腫の状態を診断したり、リンパ浮腫の専門家のところへつなげたりするなど適切に対処してくれるからです。

しかし、なかにはがんの手術によって命が助かったのだから、むくみが出るくらい仕方がないという考え方の医師や医療従事者もいます。がんという命に直結する病気を治療したあとにその後遺症として出てくる症状ですから、ある程度は仕方がないという発想になるのだと思います。

がんの治療を専門で行っている医師は、術後の診察の際に再発がないかどうか、薬の副作用がないかどうかなどを重視して診察します。そのため、どうしても命に直結しないリ

ンパ浮腫の診察は優先順位が低くなってしまうことがあります。

また、むくみが起こっている場所によっては、洋服で隠れていて外から見てもあまり目立たないこともあります。そのような場合は、主治医がむくみに気づくのがさらに遅れてしまう可能性もあります。そして、患者はむくみに悩んでいても、主治医からもう少し様子を見ましょうと言われてしまい、相談する場をなくしてしまいます。

実際に私の患者のなかには、術後に主治医から、リンパ節を取ったのだからむくむのは仕方がないと言われ、リンパ浮腫は仕方がないことなのだと諦めていたという人もいます。リンパ浮腫の症状は、合併症なども含めて悪化するときと落ちついているときがあるため、患者はリンパ浮腫に悩む時期とそうでない時期とを繰り返しながら、なんとかやり過ごしているのだと思います。

リンパ浮腫外来でも取り組み方には温度差が

あるいは病院によってはリンパ浮腫外来が設置されていて、患者はそこへの受診を促されるかもしれません。今はがんの手術はがん診療連携拠点病院などに集約される傾向にあり、そうした病院にはたいていリンパ浮腫外来が設置されています。リンパ浮腫外来では、看護師などがリンパ浮腫の保存療法について教えてくれます。

しかし、リンパ浮腫外来を設けている病院のなかでも、どの程度リンパ浮腫治療に力を入れているかは温度差があります。熱心なリンパ浮腫外来がある一方で、人手不足などで十分にリンパ浮腫のケアに力を入れることができない病院もあるからです。リンパ浮腫の治療にあまり力を入れていない外来の場合、むくみが出ている部分のサイズを測るなどするだけで、あとは弾性ストッキングなどの医療用品を紹介されて終わりということも考えられます。

このように、がん手術後のリンパ浮腫について、適切な相談先や正しい対処法などに関する情報が患者に対して十分に周知されているとはいい難い状況です。そうなると、術後にリンパ浮腫を発症した場合、患者はどこに相談すればいいのか分からなくなってしまいます。その結果、適切な治療法にたどり着けるかどうかは、患者自身の情報の収集能力次第ということにもなってしまうのです。

私のところには、リンパ浮腫に関する保存療法などを推奨しているセラピストからも多くの患者が紹介されてきます。しかしそうではなく、インターネットなどで検索に検索を重ねて、やっと私のクリニックを探し当てて受診する患者もたくさんいます。裏を返せば、患者にとってはそれだけリンパ浮腫の正しい治療法にたどり着くことは簡単ではない、といえるのです。

「手術は最後の手段」は最大の誤解

リンパ浮腫に関する情報量が不足しているのは患者だけではありません。医療従事者のなかでもリンパ浮腫に関する知識量には大きな差があります。保存療法で一般的に知られているのは、圧迫療法やリンパドレナージといわれるマッサージによる治療です。しかしそれだけではなく、手術によるリンパ浮腫の治療もあります。私は形成外科医として手術によってリンパ浮腫を治療していますが、日頃、リンパ浮腫の治療に関わる医療従事者やセラピストと接するなかで、正しい治療法について十分に知られていないと感じることがよくあります。

最も多い誤解の一つは「手術はリンパ浮腫を治療するための最後の手段」というもので

す。なぜこれが誤解かというと、手術は最後の手段などではなく、早期に行ってこそ大きな効果を発揮するからです。リンパ浮腫を発症してからすぐであれば、人によっては手術を受けたことで保存療法が必要なくなるなど、大きな効果を期待することができます。

しかしリンパ浮腫を発症してから長い時間が経過してしまっては、手術を受けたとしても十分な効果は期待できません。すでにリンパ管自体の状態が悪化しているので、手術でリンパ液の流れを良くするにも限界があるからです。つまり、保存療法では効果が見られなくなって、治療の選択肢がなくなってからそこで初めて手術を検討しても、残念ながらあまり効果が期待できないということがあるのです。

なお、私のクリニックはリンパ浮腫の手術を専門に行っているため、リンパ管の機能が確認できる検査機器を導入しています。しかし、そういった機器を導入導入していない病院では、リンパ管の機能などを検査したうえで状態をしっかり把握することは簡単ではありません。

ではどのようにしてリンパ浮腫を診断しているかというと、実は手や足の太さを測ることや触診だけでリンパ浮腫を診断しています。リンパ浮腫の保存療法を行っているセラピストなどを含めて、外から見た状態でリンパ浮腫を診断しているのが現状です。

　しかし実際には手や足の太さに変化がなくても、リンパ管がダメージを受けてリンパ液の流れが悪くなっていることもあります。そのようなリンパ管の状態をきちんと把握することなく、多くの治療が行われているのです。

「手術は最後の手段」という誤解が生まれてしまう理由は、リンパ浮腫外来などを担当している医療従事者自身が「手術は最後の手段」という間違った教育を受けているからです。私のクリニックには日々、たくさんのリンパ浮腫のセラピストが見学に訪れますが、彼らの多くが、リンパ浮腫の手術を実際には見たことがないと言います。リンパ浮腫が初期からでも手術で治療できるということは、そのくらい医療関係者のなかでも知られていないことなのです。

［第2章］

症状を放置すると危険！リンパ浮腫が引き起こす危険な合併症

早期の手術で最大限に効果を発揮

リンパ浮腫の手術には高度な技術が必要なため、日本全国で見てもリンパ浮腫の手術を行っている病院やクリニックは限られています。ですから医療従事者やセラピストの間でも、まだリンパ浮腫の手術については十分に周知されていないのが現状なのです。

実際に私自身が多くのリンパ浮腫患者を治療するなかで、もっと早く手術を受けに来てくれていれば、症状を大きく改善してあげることができたのにと、悔しく感じることがあります。もちろん手術を受けたからといって、生涯、二度とリンパ浮腫が再発しないわけではありません。残念ながら現在の医療ではリンパ浮腫を完治させることは困難だからです。しかし、症状を大きく和らげて、日常生活のＱＯＬを改善することは十分に可能です。

例えるならば、アンチエイジングの治療をイメージするとよいかもしれません。アンチエイジング治療を受けたからといって実際の年齢が若返るわけではありません。治療を受けたことで一時的な見た目の若返りが得られたとしても、治療を受けたすぐあとから加齢はまた進行します。加齢というのは不可逆的なものだからです。しかし見た目年齢などでは治療による変化が期待でき、それによって患者本人の気持ちが上向きになる効果なども期待できると思います。

リンパ浮腫の手術も、手術を受けることでリンパ浮腫が完治するわけではありません。一度ダメになってしまったリンパ管を再びよみがえらせることはできないからです。しかし、まだ元気なリンパ管を活用することで、リンパ液の流れを改善することは十分に可能です。それによって患者が日常生活で感じる苦労を大きく減らすことができる、つまり早期の手術が治療の効果を最大限に発揮するのです。

最も恐ろしい合併症は蜂窩織炎

リンパ浮腫は直接命に関わる病気ではないから、がん治療において優先順位が低くなってしまう現状があります。しかしリンパ浮腫は、決して軽視していい病気などではありません。なぜならリンパ浮腫を放置することで、さまざまな合併症になる恐れがあるからです。合併症は皮膚疾患から感染症までさまざまですが、なかには命の危険に関わる合併症もあります。あるいは合併症を繰り返すことで、日常生活に大きな影響を及ぼし、患者の

ＱＯＬを著しく下げてしまうこともあるのです。

リンパ浮腫の合併症として最も注意しなければならないのが「蜂窩織炎《ほうかしきえん》」で、別名「蜂巣炎《ほうそうえん》」とも呼ばれる感染症の一種です。私の印象でも、リンパ浮腫のごく初期の患者を除けば、長期間リンパ浮腫になっている人は多くが蜂窩織炎を経験していると感じています。

私たちの体には皮膚の下に皮下脂肪があり、その下に筋肉があります。蜂窩織炎は、皮膚から皮下脂肪にかけて細菌が侵入することで起こります。

蜂窩織炎になると初めに皮膚に赤みが生じ、さらに腫れや痛みが出てきて急速に広がっていきます。皮膚が赤くまだら状に腫れたり、虫刺されのようにポツポツとした赤みが出たりします。あるいは皮膚があばたのようなゴツゴツした状態になることもあります。

多くは触ると痛みを感じたり、熱を帯びていたりします。皮膚に表れる症状だけではなく、発熱や悪寒、頭痛、関節の痛み、全身の倦怠感などを伴っていることもあります。症状は足に出ることが多いのですが、全身のどこでも発症する可能性があります。

蜂窩織炎が急速に進行すると、数時間以内に40度近い高熱が出て、心拍数の上昇や低血圧など深刻な状態に陥ることもあります。短時間で症状が進行して重篤な状態になり、救急車で救急搬送される人もいます。

進行すると命に関わることも

蜂窩織炎は、リンパ浮腫の患者ではない健康な人でも起こり得る病気です。しかし、リンパ浮腫患者の場合は、免疫機能が正常に働いていない状態ですから、蜂窩織炎になると短期間で急激に症状が進行してしまうリスクがあります。

蜂窩織炎を引き起こす細菌には、さまざまな種類があります。多くの場合、原因となるのはブドウ球菌やレンサ球菌などですが、それ以外にも大腸菌や緑膿菌などさまざまな種類の細菌が原因になることがあります。細菌は刺し傷や切り傷など、ごく小さな傷からでも体内に侵入します。ほかにも虫刺されややけど、皮膚炎、あるいは水虫なども細菌が侵入する原因になります。通常であれば、体内に細菌が侵入したとしても、免疫機能によって病気を引き起こす前に細菌は排除されます。しかしリンパ浮腫の患者では、免疫機能を果たすリンパ液の流れが悪いため、体の中に長く細菌がとどまっていて、その間に細菌が増殖します。そのため普通の人よりも、わずかな細菌の侵入で蜂窩織炎を引き起こす可能性があるのです。なお、蜂窩織炎は感染症ですが、人から人へ感染する病気ではないため、他人に感染させたり感染させられたりする心配はありません。

蜂窩織炎がさらに進行すると、最終的には敗血症性ショックを起こして命に関わることもあります。敗血症とは、命を脅かす感染に対する生体反応です。蜂窩織炎は脂肪組織内で細菌が増える感染症ですが、その細菌が全身に広がると、血圧が低下したり全身の組織や臓器に障害が起きたりして重篤な状態になります。敗血症になると集中治療室（ＩＣＵ）に入院し、全身を管理しながらの治療が必要になります。

蜂窩織炎の治療は抗生物質などを投与

蜂窩織炎の診断は、医師による問診や既往歴の確認、症状が起きている場所を触って確認する触診や目で見て確認する視診、採血検査などによって行います。採血検査では、白血球やタンパク質の一種であるＣＲＰ、酵素の一種であるＣＫなどの数値が上昇していないかを確認します。白血球は体内に侵入したウイルスや細菌などの異物を攻撃する働きがあるため、白血球や炎症を表す数値の上昇は、体内で炎症が起きていることを示すのです。

蜂窩織炎になってしまった場合は、感染症ですから抗生物質による治療が有効です。適切に治療をすれば、数日から数週間で症状は改善しますが、完全に細菌を死滅させる必要があるため、場合によってはそれ以上の期間、抗生物質を投与することもあります。内服薬の抗生物質を服用したり、点滴で投与したりすることもあります。

症状が軽い場合は、抗生物質の内服薬の服用で症状の改善が見込めるため、外来通院での治療が可能です。しかし高熱が続いたり、急激に症状が悪化したり、内服薬だけでは効き目が見られずグッタリしていたりするなど、症状が重篤な場合は入院が必要です。

蜂窩織炎の治療は一般的に皮膚科や形成外科で対応していますが、内科などでも検査や診断、治療を受けることができます。

蜂窩織炎によってリンパ浮腫が進行する悪循環

蜂窩織炎の特徴は、何度も繰り返して発症する可能性があることです。さらにやっかいなことに、蜂窩織炎になるとリンパ管の機能が低下するため、むくみがますます進行するのです。

蜂窩織炎は脂肪の組織に細菌が入り込んで炎症が起こりますが、炎症によって脂肪の組織やその中にあるリンパ管が硬くなったり変性したりしていきます。一度硬くなった脂肪やリンパ管は元に戻ることはありません。例えるならば、生卵を加熱して目玉焼きになったら、その卵は二度と生卵には戻らないのと同じです。

このように蜂窩織炎によって炎症を繰り返すことで、組織やリンパ管は少しずつ硬くなっていきます。そして、硬くなったリンパ管はますますリンパ液が流れにくくなってしまいます。つまり、リンパ浮腫の患者は蜂窩織炎になるリスクが高いうえに、蜂窩織炎になるとリンパ浮腫自体もさらに進行してしまうという負のスパイラルに陥ってしまうのです。

蜂窩織炎になると突然高熱が出て、それが2、3日続くことがあります。さらに何度も繰り返し発症する人が多く、毎月のように発症する人さえいます。社会生活を送るなかで、突然高熱が出て数日間寝込むような状態を何度も繰り返すことは、ＱＯＬを下げる大きな要因になります。

なかには、いつまた蜂窩織炎になって高熱に苦しむことになるかと思うと、恐ろしくてたまらないと訴える人もいます。私の患者にも過去に何十回も蜂窩織炎を繰り返していたり、あるいはリンパ浮腫から重症の蜂窩織炎になり、ＩＣＵに入院して生死の境を彷徨ったりした経験から、蜂窩織炎が怖くて外での作業ができないという人もいます。

一度、蜂窩織炎を経験したことがある人のなかには、蜂窩織炎になる前兆が分かるという人もいます。例えば午前中に少し小さな赤い点々が出たな、と思っていたら、その日の夕方には高熱が出るなどです。

蜂窩織炎のリスクがある人は、日常生活にも不便を強いられます。虫刺されや切り傷など、ほんのわずかな傷からも細菌が侵入するため、庭仕事や野外での活動の際にはどれほど暑くても決して肌を出さないなど、徹底して注意している人もいます。しかし、それでも蜂窩織炎を完全に防ぐことは困難です。

なお、手術によってリンパ液の流れを改善すれば、蜂窩織炎のリスクを減らすことができます。完全にならないようにすることは難しいとしても、頻度を減らす効果などは十分期待できると思います。しかし何度も蜂窩織炎を繰り返し、リンパ管が完全に硬くなって蠕動運動も起きなくなってからでは、手術をしてもあまり効果は期待できません。

硬くなってリンパ液が通らなくなってしまったリンパ管を手術で静脈につないでも、もはやそのリンパ管は機能していないからです。そうしたことから考えても、やはりリンパ浮腫が心配な人は早期に手術を受けることが大切です。

リンパ管に炎症が起こるリンパ管炎

蜂窩織炎と同じく細菌に感染することによって起こる合併症に、リンパ管炎があります。リンパ管炎は、細菌感染によって主にリンパ管に炎症が起きる病気です。リンパ管炎もリンパ浮腫の合併症の一つではありますが、蜂窩織炎に比べれば多くはありません。リンパ浮腫患者の場合、炎症がリンパ管のみにとどまることは珍しく、それよりも周囲に強く炎症が見られるため、細菌感染があった場合は蜂窩織炎になることが多いのだと思います。また、リンパ管炎から蜂窩織炎に移行することもあるため、リンパ管炎と蜂窩織炎はほぼ同義で使われることもあります。

足が象のようになる象皮症

蜂窩織炎以外の合併症には象皮症という病気もあります。象皮症になってしまった人の足は、皮下脂肪の組織の間に溜まったコラーゲンなどのタンパク質が変性して線維化し、組織が硬くなります。見た目も象のような太い足になります。皮膚の表面はカチカチに硬くなってひび割れて、イボやかさぶたができます。

象皮症はリンパ浮腫を治療しないで放置したり、蜂窩織炎を何度も繰り返したりすることで、リンパ浮腫がどんどん悪化していった最終的な結果として発症することが多い病気です。蜂窩織炎を繰り返すことで皮膚が硬くなって潰瘍ができたり、リンパ液が漏れたりすることが続き、最終的には象皮症になります。

なお象皮症ははっきりとした診断基準があるわけではなく、見た目で診断されることが多いです。そのため、見た目は象のような状態の足であっても、超音波検査で見てみればまだ元気なリンパ管が残っている可能性も高いのです。

象皮症の状態まで進んでしまった場合、治療は簡単ではありません。足にリンパ液などの水分が溜まってむくんでいる状態であれば、リンパ液の流れを良くすることで改善が期待できます。しかし脂肪組織そのものが線維化して硬くなって、その結果として足全体が太くなっている場合は、リンパ液の流れを良くするだけでは改善は期待できません。

治療をするとすれば脂肪の吸引などまた別の方法が必要になってきますが、仮に脂肪を取り除いたとしても根本的な治療は難しいといえます。

血管のがんであるスチュワート・トリーブス症候群

スチュワート・トリーブス（Stewart-Treves）症候群という合併症もあります。これは血管肉腫と呼ばれる悪性腫瘍、つまりがんの一種です。血管やリンパ管自体が悪性化して、血管内やリンパ管内に悪性腫瘍ができる病気です。確率は低く、リンパ浮腫になって日が浅い人がすぐになるような合併症ではありません。しかし長期にわたりリンパ浮腫を患っている人には、リスクがある合併症です。

　スチュワート・トリーブス症候群は、基本的にはリンパ浮腫が起きている場所に起こります。足にリンパ浮腫が起きているのであれば、その足にスチュワート・トリーブス症候群も起こるという具合です。スチュワート・トリーブス症候群も、免疫機能に関係している可能性が指摘されています。リンパ浮腫の患者はリンパ液の流れが悪く、免疫機能が十分に働きません。そのためがん細胞を攻撃することができず、リンパ液の流れが悪いところでがん細胞が増殖するのではないかといわれています。

スチュワート・トリーブス症候群の症状は、内出血のような発疹が出て、徐々に拡大していくというものです。また、肉腫によって皮膚の表面がデコボコとしてきます。手術や抗がん剤による治療などが行われますが、一般的にはスチュワート・トリーブス症候群は予後が不良といわれています。珍しい病気でもあることから、今のところ「スチュワート・トリーブス症候群ならばこの抗がん剤が良い」という確立された治療法が少ないからです。

リンパ浮腫は、がんの治療後に起こる後遺症です。手術や抗がん剤によってせっかくがんを治したにもかかわらず、その後遺症であるリンパ浮腫によって新たながんであるスチュワート・トリーブス症候群を発症してしまうなど、これほど残念なことはありません。このことからも、やはりリンパ浮腫を放置することにメリットは一つもなく、できるだけ早い段階で効果的な治療を行うことが大切だといえます。

リンパ漏やうっ滞性皮膚炎などの皮膚の合併症

このほかにも皮膚に起こる合併症がいくつかあります。例えば、リンパ小疱《しょうほう》は数㎜程度の小さな水ぶくれがいくつもできる病気です。皮膚が薄くて柔らかいところ、例えば脇の下や外性器などに起こりやすくなっています。

リンパ漏《ろう》は、リンパ浮腫によってむくみが出ている場所の皮膚から、リンパ液が漏れ出てくる合併症です。通常、傷ができたらそこから最初は血が出てきて、しばらくすると血液から黄色っぽい透明な汁に変わってきます。この黄色い汁が絶えず出続ける状態がリンパ漏です。

リンパ浮腫の人はリンパ管の内圧が上がっている状態ですから、放っておけばいつまでもリンパ液は流れ続けます。そのため傷口がいつまで経ってもかさぶたにならず、治っていかないのです。このようにリンパ漏を放置すると、傷が治りにくい状態になって皮膚潰瘍ができることがあります。また、リンパ液が漏れているところから細菌に感染する可能性もあるため、注意が必要です。

ほかにも、リンパ浮腫によって、うっ滞性皮膚炎になることもあります。

うっ滞性皮膚炎は、下肢静脈瘤やリンパ浮腫の人に特に起こりやすい皮膚のトラブルです。静脈の流れが悪くなると小さな血栓ができやすくなり、体が血栓を異物と思ってそことで炎症反応が起こります。その結果、かゆみや乾燥、色素沈着、湿疹などが起こるのです。放置すると皮膚が硬くなっていき、潰瘍ができることもあります。

リンパ浮腫で歩行や日常生活が困難に

このようにリンパ浮腫を放置すると、さまざまな合併症のリスクが高まります。しかし、リンパ浮腫が恐ろしいのは、合併症のリスクだけではありません。むくみによって患者の日常生活に大きな影響を及ぼし、ＱＯＬを下げてしまうことが最大のリスクだと私は考えています。

なぜかというと、リンパ浮腫になることによって、日常生活のなかでできないことが少しずつ増えていくからです。例えば、足にむくみが出たら歩くことが難しくなっていきます。足首などの関節にむくみが出れば、関節が曲げづらくなるため、階段の上り下りもしにくくなりますし、ひざを曲げて座ることも困難になります。また歩くだけではなく、自転車などにも乗りにくくなります。

足のむくみが進行すれば、体のバランスが崩れて腰痛になりやすくなったり、転倒しやすくなったりするなどのリスクも高まります。歩きにくい、階段の上り下りがしにくいなどが続いてくると、行動を大きく制限されることになります。このような状態が続くことで、だんだん外出が面倒になって引きこもりがちになる人も少なくありません。また足のむくみに左右差がある場合は、右足と左足で足のサイズが変わってきてしまうため、靴選びが困難になります。

　手のむくみもＱＯＬを下げる大きな要因の一つです。指の関節が曲げにくくなることで、細かい作業ができなくなるため、人によっては家事や仕事、趣味に関することができなくなります。それまでできていたことができなくなると、人は大きな心理的ストレスを感じます。

　リンパ浮腫になってまだ初期の段階では、少しむくみが気になる程度で日常生活ではそれほど不自由さは感じないかもしれません。しかしリンパ浮腫を治療しないで放置すれば、このような不自由さは日に日に増えていく一方なのです。

自分らしさを失って人生を楽しめなくなることも

リンパ浮腫になると、おしゃれはかなり早い段階で制限されるようになります。手足がむくんでいたり、左右差があったりするところを見られたくないと思い、女性であればスカートがはけなくなる人が多くいます。また、夏場でどれほど暑くても、ノースリーブや半袖の服を着られないという人もいます。

リンパ浮腫は女性の患者が多いため、おしゃれができないことはＱＯＬを下げる大きな要因になります。それだけでなく、それまで着ていたお気に入りの服が着られなくなり、靴もはけなくなり、次第に歩くことも困難になっていく……こうしたことによって、どんどんその人らしさや笑顔を失っていき、人生を楽しめなくなる人がたくさんいるのです。

リンパ浮腫を治療するには、手術以外にもさまざまな保存療法があります。代表的なものが弾性ストッキングや包帯による圧迫療法、あるいはリンパドレナージというマッサージなどです。これらの保存療法は、リンパ浮腫のむくみを和らげるのに効果的です。しかし一方で、これらの治療自体が患者のＱＯＬを下げる要因にもなっているのです。

圧迫療法はその名のとおり、圧をかけてむくみを軽減するものですから、弾性ストッキングなどは非常に圧が強く、脱ぎ着をするのにも時間がかかるなど、大変な労力を強いられます。また、夏場は非常に暑く、身につけていることによる不快感も少なくありません。

また、弾性ストッキングや包帯自体の見た目も良くないため、それを装着することによってますます出掛けにくくなったり、おしゃれをすることができなくなったりします。女性の患者のなかには、弾性ストッキングをはいているせいで、自分はもう一生スカートをはくことができないと思うと言って、とても悲観的になっている人もいます。実際に、人によっては弾性ストッキングなどを隠すためにズボンしかはかない人もいるほどです。

このように保存療法は効果的である一方で、患者のＱＯＬを下げてしまう側面もあるのです。

ＱＯＬの低下がリンパ浮腫の最大のリスク

高齢化で寿命が長くなり、がんを克服したあとの人生が長くなっている今日では、このような不自由な生活がその後何年、何十年と続きます。果たしてこれが、多くの人の望んだがんの治療後の生活かといえば、私は決してそうではないと思います。

多くの患者は、がんを克服して大好きな趣味を再開したり、仕事に復帰したり、あるいは家族や友人・知人と好きな場所に出掛けたりして、自分らしい人生を取り戻したいと願っています。そして、そのような目標があるからこそ、手術や抗がん剤、放射線などの治療にも耐えられるのです。

それにもかかわらず、がん治療の後遺症であるリンパ浮腫によって、治療後の人生で大きな不自由を強いられるのだとしたら、これほど残念なことはありません。そして、私はこのことこそがリンパ浮腫の最大のリスクだと考えているのです。

［第3章］

圧迫療法、リンパドレナージ、スキンケア……保存療法だけがリンパ浮腫の最適な治療ではない

リンパ浮腫の治療には保存療法と手術がある

リンパ浮腫の治療には、大きく分けて保存療法と外科的治療（手術）があります。保存療法には圧迫療法やリンパドレナージ、運動療法、スキンケアなどがあり、それぞれを組み合わせた複合的理学療法が主に行われます。

保存療法の中心になるのは圧迫療法です。圧迫療法は、ストッキングなどの弾性着衣や弾性包帯を使ってリンパ浮腫が起きている場所を圧迫し、むくみの発生を抑えるというものです。圧迫することによって、細胞の間にリンパ液などの水分やタンパク質が溜まらないようにします。

弾性着衣には足にはく弾性ストッキングや腕につける弾性スリーブ、手につける弾性グローブなどさまざまなタイプがあります。弾性スリーブには腕だけを圧迫するミトンなしのタイプや、腕と手の甲を両方圧迫できるミトンありのタイプなどがあります。弾性グローブは、手の甲だけではなく指までむくんでいる場合などに用います。医療者が患者のむくみの生じている場所に合った弾性着衣を選択します。

弾性着衣の種類

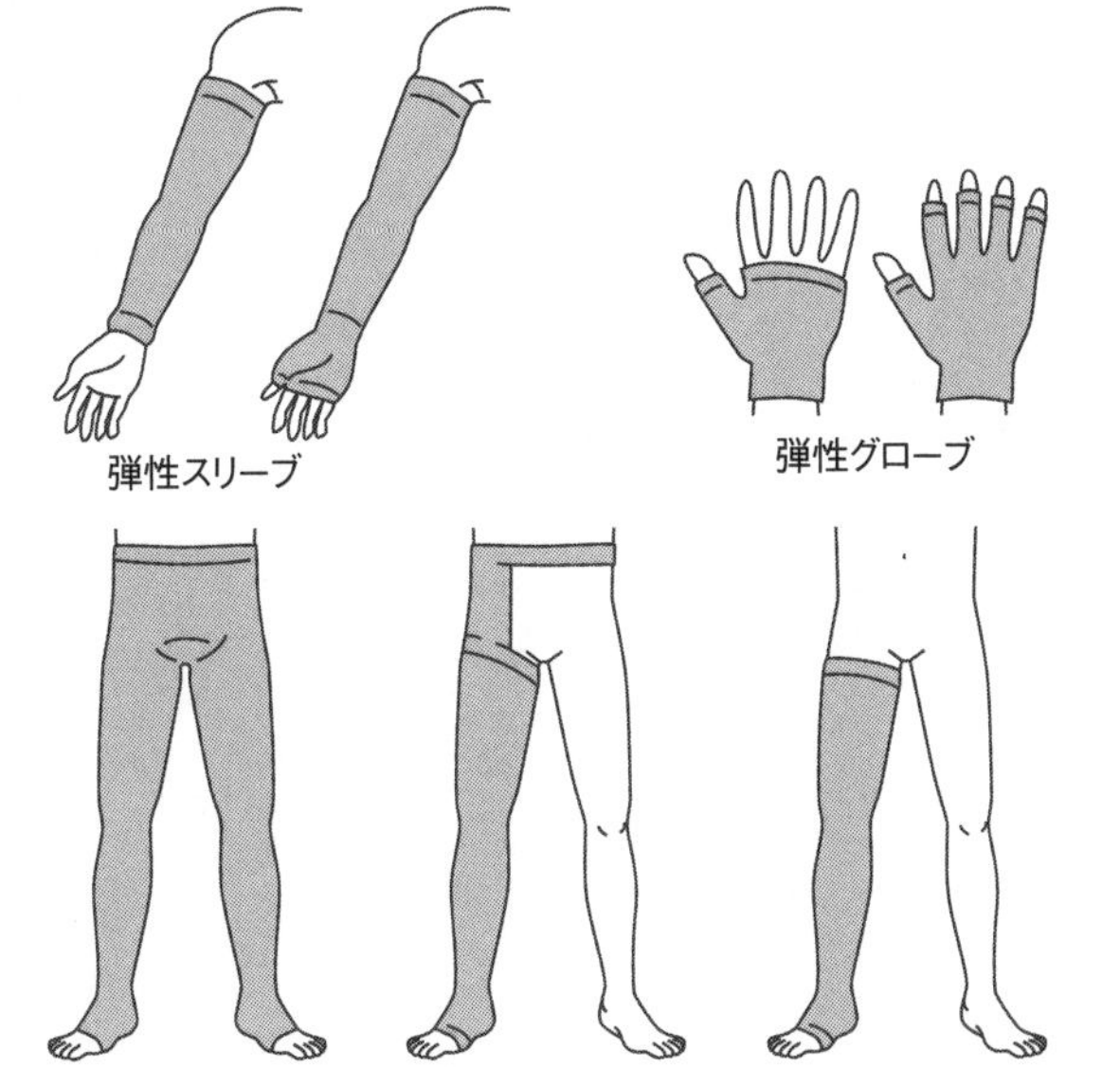

出典：がん情報サービス

　一般的にはむくみが軽度から中程度のうちは弾性着衣を使用して、むくみがさらに進行したり、リンパ浮腫が起きている場所が変形してきたりした場合は弾性包帯を使うことが多くなっています。

弾性着衣を使った圧迫療法

　圧迫療法は、強い圧でリンパ浮腫が起きている場所を持続的に圧迫します。基本的に日中、起きている間はずっと圧迫を続ける必要があります。夜はやや圧の弱いもので圧迫を行うなど、人によっては入浴時を除いて24時間ずっと圧迫し続ける必要がある人もいます。

弾性ストッキングは、リンパ浮腫ではない人の通常のむくみにも使われることがあります。しかし、健常の人のむくみに使われる弾性ストッキングとリンパ浮腫の人が使う医療用の弾性ストッキングでは、圧の強さに大きな違いがあります。

リンパ浮腫の患者が使う医療用の弾性ストッキングは、少なくとも約30㎜Hg（水銀柱ミリメートル：圧力の単位）以上の圧のものが多くなっています。これは一般の人にとっては強圧ですが、リンパ浮腫の人にとっては特に強圧ではなく、症状が安定しているときに日常的に使う強さの圧といえます。リンパ浮腫の場合は20㎜Hg～30㎜Hgの弾性ストッキングから試して、それでもむくみが起きてしまったり検査で浮腫が見つかったりする場合は、さらに圧の強い約40㎜Hg相当の弾性ストッキングなどへ移行します。約40㎜Hgでもむくみが改善されないときは約50㎜Hg以上の弾性ストッキングや2枚の弾性ストッキングを重ねばきするなど、工夫しながらさらに強い圧をかける必要があります。

脱ぎ着に大変な労力を要する弾性着衣

圧迫療法は、リンパ浮腫の保存療法に欠かすことができない治療の一つです。弾性着衣を正しく用いれば、むくみの進行を抑制して腕や足を細いままに維持し、皮膚も柔らかいまま保つことが可能だからです。

しかしリンパ浮腫の治療に効果がある一方で、課題もあります。例えば、効果を高めるために強い圧がかかるように作られているので、一般のストッキングなどのような伸縮性はありません。脱ぎ着に非常に時間がかかり、大変な労力を要します。脱いだり着たりするのに1回あたり、15分~30分程度かかることも珍しくありません。特に高齢者であったり女性であったり、力が弱い人はさらに時間がかかることもあります。弾性着衣を使用している人は、毎日、汗をかきながら長い時間をかけて脱ぎ着しているのです。また、すぐに脱げたりズレたりしないように、かかとのところなどに工夫がしてあるため、いっそう脱ぎ着に時間がかかることもあります。

お尻や腰まで覆うタイプのストッキングではなく、足先から太ももまでを覆うタイプのストッキングもあります。その場合は、太ももの部分だけズレないようにシリコンゴムなどを入れてあることもあり、そこに汗をかいたりかゆみが出たりするなど不快感の原因になることがあります。

高齢になると弾性着衣の着脱はさらに大変になる

力が弱い人だけではなく、高齢になったときに起こる体の変化も、弾性着衣の脱ぎ着をさらに大変にします。例えば高齢になると、関節を曲げることが難しくなる人が多くなります。そのような場合、自分自身では足の先を触ることができなくなってしまうのです。

自分自身で足の先まで手が伸ばせないと、靴下や靴をはくのが難しくなります。リンパ浮腫ではない一般の高齢者でも加齢によるこうした変化は起こります。そのため、高齢になると靴下や靴をはいたり、あるいは足の爪を切ったりするのにも、介護者によるサポートが必要になっていきます。

普通の靴下をはくのも大変なら、硬くて伸び縮みしにくい弾性ストッキングをはくことはさらに大変な作業です。こうしたことから高齢者の場合、一人で弾性ストッキングをはくことができずに、介護者の力を借りながら数十分かけて毎日、ストッキングをはかなければならない人もいるのです。それは本人にも介護者にも非常に大きな負担といえます。

弾性着衣は、しっかりと圧をかけるために生地も厚めになっています。そのため夏場は汗をかきやすく、かゆみやかぶれにもつながります。弾性グローブやスリーブなど手や腕を覆う着衣の場合、手を洗いたくてもすぐにグローブなどを脱ぐことは困難ですから、こまめに手洗いや消毒をしたくてもそれすら難しいという現状があるのです。

着脱が大変なので、弾性着衣を脱ぎ着するのをサポートするための専門の補助具もあります。弾性ストッキング用や弾性スリーブ用など、さまざまなタイプが販売されています。こうした補助具を活用することで、少しは着脱の負担を軽くすることはできるかもしれません。しかし、補助具自体も高価なうえに、補助具を使っても脱ぎ着に時間がかかる人もいるので、介護者のサポートが必要なことに変わりはないのです。

高額な購入費用も患者の負担に

弾性着衣の使用は、費用面でも大きな負担となります。医療用の弾性着衣は高額で、多くの場合、1着数万円程度はかかるからです。

リンパ浮腫で圧迫療法が必要な人の経済的負担を減らすために、公的保険による療養費の支給制度もあります。支給対象になるのは、鼠径部、骨盤部もしくは腋窩部のリンパ節郭清を伴うがんの術後にリンパ浮腫を発症した人と原発性リンパ浮腫の患者です。

対象となった場合、弾性ストッキングは2万８０００円（片足用の場合は2万５０００円）、弾性スリーブは1万６０００円、弾性グローブ1万５０００円、弾性包帯は上肢７０００円・下肢1万４０００円を上限に、購入費用の一部が支給されます（２０２２年現在）。

リンパ浮腫に悩む人が多いなか、保存療法に必須の弾性着衣に公的保険が使えることはとても喜ばしいことです。一方で、公的保険である以上、当然のことながらさまざまな制約があります。

例えば、購入費の補助は半年に1回までです。その代わり、洗い替えも考慮して一度に2着を購入することができますが、実際には毎日使っていれば、半年で2着では十分とはいえません。毎日使うことによってほつれたりすり切れたりするほか、だんだんと伸びきってしまい、十分な圧力を期待できなくなることもあるからです。十分な圧力を期待できないものを身につけていると、むくみの進行を抑える効果も弱くなってしまいます。そのため患者のなかには保険で購入できるものに加えて、自費で数万円単位の負担をして弾性着衣を購入している人もいます。また保険適用となるのは、医師の特別な指示がある場合を除いて、着圧30㎜Hg以上の弾性着衣が対象です。

このほかにも弾性着衣の保険適用で私が問題と感じるのは、対象がリンパ節郭清を伴うがんの手術などに限られていることです。確かにがんの手術でリンパ節の郭清をした場合は、リンパ浮腫になる確率が高くなります。しかし、リンパ浮腫になるのはリンパ節郭清の手術を受けた人だけではありません。手術は受けたけれどリンパ節郭清をしていない人や、あるいは放射線治療や抗がん剤などその他の治療のみの人でもリンパ浮腫になる可能性はあります。現在の保険制度では、こうした人は弾性着衣の保険適用の対象外となってしまいます。

自分に合った着衣を選ぶのがベスト

弾性着衣を選ぶには、まずは自分に合ったサイズや形状、着圧のものを選ぶことが大切です。一口に弾性着衣といっても、弾性ストッキングだけでもサイズ、形状、圧の強さ、色、素材など何通りもの組み合わせを考慮すると、１０００以上の種類があります。さらに販売している会社によっても使用感はさまざまです。圧の強さにはいくつかの段階がありますし、生地も厚いものや薄いものなどがあり、夏場は薄手のものを使って、秋冬は厚手のものを使う人もいるようです。

弾性着衣は３６５日、身につける必要があるわけですから、本来であれば自分に合ったものをしっかり選ぶことが大切です。しかし、リンパ浮腫外来などで弾性着衣を選択してもらう場合、なかなかそこまでじっくり自分に合う着衣を選ぶことはできないケースが大半です。多くの場合、リンパ浮腫外来ではむくんでいる部分のサイズを測り、その病院で主に取り扱っているせいぜい数種類の製品のなかからサイズが合うものを選ぶことしかできません。試着をすることもなく、限られた選択肢のなかから選ばなければならないのが現状です。

これはリンパ浮腫の患者にとって親切な状況とはいえません。弾性着衣は高額ですし、リンパ浮腫の患者にとってなくてはならないものだからです。本来であれば試着をし、はき心地なども試したうえで購入を決められるといいはずです。そのため私は自分のクリニックでは試着後にレンタル期間を設けています。

せっかく高価な弾性着衣を購入しても、使われなければなんの意味もありません。実際に患者からも、過去に数万円で購入した弾性着衣が結局自分に合わず、一度も使わないままタンスの肥やしになってしまったという話を聞くことがあります。このようなことにならないように、しっかりその人に合ったものを購入して継続して圧迫療法を行ってほしいと思っています。

巻き方が難しい弾性包帯

弾性ストッキングや弾性スリーブでは十分に圧をかけられない場所がむくんでいたり、あるいはむくみによって手や足に変形が起きて弾性着衣の形が合わなかったりする人などの場合、弾性包帯で強く圧をかけて、むくみの進行を抑制します。

弾性包帯は既製品である弾性着衣を使うよりも、その人の足や腕に合った形で圧力をかけられるというメリットがあります。その一方で、正しく巻くには知識や経験、コツなどが必要で、誰もがすぐに正確に巻けるようになるわけではありません。

あまり弱く巻き過ぎてはむくみを抑える効果が期待できませんし、動いているうちにズレてしまったらほとんど効果は得られません。かといって強く巻き過ぎては血流を妨げてしまうこともあります。この圧力の調整がとても難しいのです。

弾性包帯を使った圧迫療法でよく行われるのは、多層包帯法という方法です。この治療法では、弾性包帯だけではなく、筒状包帯やガーゼ包帯、スポンジ包帯など複数の種類の包帯を使って何重にも巻いていきます。多層包帯法では、肌に触れる部分に肌触りが良く伸縮性のあるものを巻いていき、中間にはクッション性のあるものを巻き、外側の部分には圧をかけるために硬く、伸縮性がない包帯を巻きます。あるいは弾性包帯と弾性ストッキングなどを組み合わせて使うこともあります。

腕に巻く場合は片手で行わなければなりませんから、さらに難易度は上がります。人によっては一人では巻けずに家族や介護者などのサポートが必要になりますし、弾性着衣を装着するよりも時間と労力が必要になってしまいます。

これらの理由から弾性包帯には、圧迫療法についてしっかり理解している医療者などから正しい使い方を学んだうえで使い始めることがとても重要になります。

圧迫療法は生涯必要になる

それぞれにデメリットはあるものの、弾性着衣や弾性包帯を使った圧迫療法は正しく行えば皮膚を柔らかく保って手や足のむくみを抑え、リンパ浮腫が進行するのを防ぐのに効果があります。しかし、着脱が大変なことや費用が高額になることなどさまざまな理由から、圧迫療法を継続することができなくなってしまう人がいるのも事実です。すると症状は進行する一方になってしまいます。その結果、蜂窩織炎などの合併症を繰り返して皮膚は硬くなり、リンパ浮腫はどんどん重症化する悪循環に陥るのです。

弾性着衣や弾性包帯を使った圧迫療法は、基本的には一生涯、ずっと続けて行う必要があります。仮に30代、40代でリンパ浮腫を発症した場合、平均寿命まで考えても半世紀近く圧迫を続けなければなりません。圧迫療法は現状を維持する効果は期待できますが、リンパ浮腫の状態を大きく改善することはできません。つまり、リンパ浮腫になったら基本的には生涯、圧迫から逃れることはできないのです。

手技でリンパを流すリンパドレナージ

圧迫療法と並び、リンパドレナージもリンパ浮腫の保存療法の一つです。ドレナージとは、「排液」や「排出」という意味です。リンパドレナージは、手を使ったマッサージでリンパ液を流す治療法です。マッサージとはいっても体のこりをほぐすような一般のマッサージとは異なり、リンパ液の流れを誘導することなどを目的としています。リンパ浮腫によるむくみが進んでくると、単に圧迫をするだけでは皮膚の柔らかさや手足の細さを維持することが難しくなります。そのようなときは、リンパドレナージなどを組み合わせた治療を行うことが効果的です。

リンパドレナージは、基本的にプロのセラピストが行いますが、患者自身やその家族が行う簡易的なドレナージもあります。日本にはリンパドレナージを行うセラピストの養成団体や、資格の認定を行う民間団体がいくつかあります。主なところでは、日本リンパ浮腫治療学会が認定している「日本リンパ浮腫治療学会認定リンパ浮腫療法士」などがあります。

日本リンパ浮腫治療学会認定リンパ浮腫療法士は、医療従事者として、リンパ浮腫の複合的治療を中心にリンパ浮腫の診療を行う専門家のことです。医師・看護師・理学療法士・作業療法士・あん摩マッサージ指圧師のいずれかの資格を有している人を対象に研修を実施し、一定数の症例経験を積んだ人が認定試験を受けることができます。日本リンパ浮腫治療学会認定リンパ浮腫療法士が行うのは、スキンケアやリンパ誘導マッサージ、圧迫療法、圧迫下の運動療法などの複合的リンパドレナージの指導や実施、弾性ストッキングの指導、日常的なセルフケアの指導、治療報告書の提出となっています。

学会認定以外にも、リンパドレナージの資格認定制度はいくつかあります。各団体・協会によって資格の名称などはさまざまですが、行う内容はリンパドレナージを中心とした複合的理学療法が中心となっています。

リンパドレナージの基本は、腕や足などリンパ浮腫が起きているところに溜まってしまったリンパ液などの水分やタンパク質を、まだ元気で機能しているリンパ管に流すことです。元気なリンパ管を通して、最終的には鎖骨下にある静脈に流していきます。手を使ってマッサージをするため、用手的リンパドレナージなどと呼ぶこともあります。

例えば腕のリンパ浮腫であれば、リンパ節を切除していない反対側の脇の下に向けて、むくみが起きている部分から少しずつリンパ液を流していきます。あるいは足のリンパ浮腫であれば、鼠径部に向けてリンパ液を流していって、鼠径部を通して最終的には脇の下のリンパ節までリンパ液を流していきます。左側の足がむくんでいれば左側の脇の下のリンパ節へ、右側の足がむくんでいれば右側の脇の下のリンパ節へ流し込むイメージです。

リンパドレナージでは手のひらを皮膚に密着させて、軽くこするように手を動かします。強く押すとかえってリンパ液の流れを妨げてしまうこともあります。事前に軽い準備運動をしたり、入浴後などのリンパ液の循環が良くなっているときに行ったりすることも効果的と考えられます。なお、赤みや炎症が起きているときは、リンパドレナージは行いません。

リンパドレナージではプロのセラピストに行ってもらうほか、患者が自分で簡易的なリンパドレナージを行うこともあります。しかし、単なるマッサージとは異なり、リンパを心臓のほうへ流すことを目的としたリンパドレナージは簡単ではありません。自分で行う場合も、医療者やセラピストから正しい方法の指導を受けてから行うのが安全です。

私のクリニックには、リンパドレナージの施術院やセラピストから紹介されてきた患者が多く受診します。そのような患者を診察すると、やはり何も施術を受けていない患者より肌の状態などのコンディションが良いように感じます。このことからも、定期的にセラピストによるリンパドレナージを受けながら、リンパ浮腫の状態をチェックしてもらうのがいいと思います。

公的保険の対象は重症者のみ

一方で、セラピストによるリンパドレナージはどうしても一定の費用が発生します。2016年度から診療報酬改定によって、リンパ浮腫に対する保険適用が拡大し、リンパドレナージや圧迫療法などの複合的治療が健康保険で受けられるようになりました。これはリンパ浮腫の治療においては、一歩前進といえます。しかし保険適用になったといっても、対象患者は限られているのが現状です。

病期分類

0期	リンパ液輸送が障害されているが、浮腫が明らかでない潜在性または無症候性の病態。
Ⅰ期	比較的蛋白成分が多い組織間液が貯留しているが、まだ初期であり、四肢を挙げることにより軽減する。圧痕がみられることもある。
Ⅱ期	四肢の挙上だけではほとんど組織の腫脹が改善しなくなり、圧痕がはっきりする。
Ⅱ期後期	組織の線維化がみられ、圧痕がみられなくなる。
Ⅲ期	圧痕がみられないリンパ液うっ滞性象皮病のほか、アカントーシス（表皮肥厚）、脂肪沈着などの皮膚変化がみられるようになる。

出典：国際リンパ学会

まず、保険適用となるのは弾性着衣の療養費の支給と同じで、リンパ節郭清を伴うがんの手術をした人や原発性リンパ浮腫の患者となっています。つまり、ここでもリンパ節郭清を伴わないがんの手術や放射線治療、抗がん剤のみの人は対象となっていません。

さらに、複合的治療が受けられる回数も非常に限られています。保険適用となる治療の回数は、リンパ浮腫の状態の進行状況によって「重症」と「それ以外」に分けられています。

「重症」に分類されるのは、国際リンパ学会による病期分類Ⅱ期以降の患者であり、「重症」に分類されると、治療を開始した月とその翌月の2カ月間で、トータル11回の複合的治療を受けることができます。それ以降は、月に1回を限度として治療を受けることができます。

病期分類でⅠ期の患者は「それ以外」として、決まった回数の複合的治療を受けることができます。しかしその回数は「重症」よりもずっと少なく、半年に1回が限度です。リンパドレナージなどを効果的に行うためには、少なくとも月に1回程度は施術を受けながら、継続的にむくみの状態をチェックすることが必要です。このことからしても、半年に1回しか保険でカバーされないというのは非常に少ないと考えられます。

保険適用となる病院にも厳しい条件

リンパドレナージなどを行っている病院や治療院であれば、どこでも保険が使えるのかといえば、それもまた違います。実際には、保険適用となる施設にも厳しい基準が決められているのです。

リンパ浮腫の複合的治療で保険適用となるのは、次のような施設のみです。

・所定の要件をすべて満たす専任の常勤医師1人および専任の常勤看護師、常勤理学療

法士または常勤作業療法士1人が勤務していること

・直近1年間にリンパ浮腫指導管理料（手術や退院前後にリンパ浮腫に関する情報提供や複合的治療を行うこと）を50回以上、算定していること

・入院施設があり、内科、外科または皮膚科を標榜し、蜂窩織炎などに対する診療を適切に行うことができること

さらに、専任の常勤医師や看護師の要件としては、資格取得後2年以上経過し、かつ直近2年以内にリンパ浮腫を5例以上経験していることなども求められています。

このように厳しい要件を満たした場合のみ、初めて複合的治療が保険でカバーされる仕組みです。リンパ浮腫の治療を行っているすべての病院がこの条件を満たすことは困難ですし、仮に病院が条件を満たしていても患者自身の重症度が「それ以外」に分類されれば、十分な回数の治療を受けることはできません。

もう一つ、保険適用になったとはいってもその点数が極めて低いという課題もあります。自費診療ではなく公的保険で治療が行われるということは、診療報酬によって全国一律で治療費が決まるということです。診療報酬で決まる複合的治療の治療費は、重症患者

の場合は1日あたり２００点、それ以外の場合は1日あたり１００点です。診療報酬は「1点＝10円」で計算しますから、重症患者であっても病院が得られる診療報酬は1人あたり1日２０００円、それ以外の場合は1日１０００円にしかなりません。

これは残念ながら、忙しいなかで病院がマンパワーを割いてリンパ浮腫治療に取り組むには十分な額とはいえません。このように診療報酬上の評価が低いことも、病院でリンパ浮腫の治療が広がらない理由の一つといえます。

こうした細かい条件などがしっかり周知されないまま、診療報酬改定によって保険適用の範囲が拡大されたことだけが広まった結果、病院のリンパ浮腫外来などでは、保険適用になったはずなのになぜ自費なのかと、患者に質問されるなどのトラブルもあったと聞いています。保険適用の範囲は少しずつ拡大されているとはいっても、まだまだすべてのリンパ浮腫患者をカバーできるほどにはなっていないのが現状なのです。

保険適用の範囲が限られている以上、患者は自費でリンパドレナージなどの治療を受けることになります。回数などに決まりはありませんが、しっかり効果を得たいと思ったら毎月、定期的に通って治療を受けることが必要です。自費の場合、治療を受ける場所にもよりますが1回の治療にかかる費用は数千円～1万円以上になります。リンパドレナージはリンパ浮腫の保存療法として効果的ですが、継続するには費用がネックになる患者も少なくありません。

リンパ浮腫の治療は保存療法と手術を組み合わせるべきである

私のクリニックにはリンパ浮腫の保存療法を行っているセラピストがたくさん見学に訪れますが、私自身、リンパ浮腫の手術を行うクリニックや病院と保存療法を行う施術院やセラピストが連携することは、極めて大切だと感じています。保存療法を行うセラピストは、リンパ浮腫の検査や手術を実際に見ることで、治療全体への理解が進み、それを保存療法に活かすことができます。一方で私のクリニックのようにリンパ浮腫の手術をメインに行っているクリニックでは、信頼できるセラピストと連携することによって術後の維持・管理期に患者のケアを安心して任せることができるのです。

また、リンパ浮腫の手術は保存療法と組み合わせることによって、よりいっそう効果を発揮します。保存療法をきちんと行っていた患者であれば、手術によってより良い状態に戻る可能性も高まりますし、手術でリンパ液の通り道を確保すれば、圧迫療法やリンパドレナージの負担を減らすこともできるからです。

このようにリンパ浮腫の治療では保存療法のみ、あるいは手術のみというのではなく、両方が連携することが大切だと考えています。

圧迫しながらの運動療法も効果的

運動療法も保存療法における重要な治療法の一つです。運動をすることは健康維持のために誰にとっても大切ですが、リンパ浮腫の患者の場合、圧迫をした状態での運動療法がより効果的である点に特徴があります。弾性着衣などで圧迫をした状態で筋肉を動かすことで、筋肉の収縮と外からの圧との両面から、リンパ液や静脈血などが流れやすくなります。

運動をすることは、リンパ浮腫の進行抑制や症状の緩和、あるいは生活のＱＯＬを上げるためにもとても効果的です。例えば、運動によって筋力がアップすれば、筋肉のポンプ機能もアップし、リンパ液の流れが改善されます。また、関節を動かすことも大切です。関節を動かそうとすればそれに連動して筋肉も収縮するため、やはりポンプ機能がアップします。

運動療法では呼吸も大切です。腹式呼吸を取り入れることで、腹腔内圧と呼ばれるお腹の中の圧が高くなり、腹部のリンパ液の流れを良くすることにつながります。

運動療法は、筋力アップや関節の可動域を広げることに加えて、体重を適正に保つ効果も期待できます。肥満はリンパ浮腫を悪化させる要因の一つです。リンパ管は脂肪組織の間を通っているため、体重増加によって脂肪が大きくなると、その分だけリンパ管が押し潰されてしまうからです。そのため、体重を適正に保つことはリンパ浮腫のケアでとても重要になります。体重が適正に管理されているかどうかによって、さまざまな保存療法の効果の表れ方が変わってくることもあるほどです。

散歩も兼ねてウォーキングをするのも効果的です。歩くことで気分もリフレッシュできますし、全身運動になるのでリンパ液の流れを良くしたり、代謝を上げたりすることにもつながります。ただし、運動療法を行うときに無理は禁物です。無理せず、疲れ過ぎない範囲で適度に体を動かすことが大切です。

なお、運動によってリンパ液を流したとしても、リンパ液の通り道が完全に塞がれていてはリンパ液が心臓へ戻っていくことができません。そのため手術によってリンパの通り道を確保したうえで運動療法を行うことで、よりいっそう効果が期待できるようになると思います。

スキンケアで肌を保護する

スキンケアによって肌を保護することも保存療法の一つです。スキンケアでは清潔さを保つことや保湿・保護することがとても大切です。

保湿では自分に合った保湿剤を使い、常に肌が乾燥しないようにしておくことが重要です。リンパ浮腫になるとどうしても肌が乾燥しやすく、乾燥がかゆみにつながり、かきむしったりすることもあります。

リンパ浮腫の人は通常よりも免疫の働きが落ちているため、ひび割れやかきむしりなどの傷から細菌が入り込み、蜂窩織炎などの合併症につながります。あるいは蜂窩織炎までいかなくても、リンパ漏となって傷口からリンパ液がしみ出て止まらないことがあります。リンパ液でジュクジュクした状態が続くと、なかなか傷が治りません。こうしたことを防ぐためにもスキンケアでしっかり保湿・保護し、肌を良い状態に保つことが大切です。

スキンケアは、毎日行うことが欠かせません。入浴後に保湿剤を使用することなどを日々の行動のなかに取り入れ、習慣化してしまうことが肝心です。

自分自身の皮膚やむくみの状態をチェックするためにもスキンケアは有効です。毎日、スキンケアをしながら傷やむくみの悪化などがないか、小さな変化にも気づけるようになると安心です。

日常生活のちょっとした意識がリンパ浮腫の進行を抑制する

圧迫療法やリンパドレナージ、運動療法、スキンケアなどの複合的治療を継続することと併せて、リンパ浮腫を悪化させないように肥満を防いで適正な体重を保つことや、無理をせずに疲れを溜めないように工夫をすることが重要です。

腕や足などむくみが起きている部分に負担をかけ過ぎないように注意もしなければなりません。例えば腕のリンパ浮腫であれば、リンパ浮腫が起きているほうの腕で重い荷物を持たないようにしたり、足のリンパ浮腫であれば、きつい靴などをはくのは避けたりして、長時間、同じ姿勢を続けないように意識するのがいいと思います。

また、腕や足などリンパ浮腫が起きている部分を高く上げることも必要です。例えば腕のリンパ浮腫であれば、寝るときにクッションなどをひじの下に当てて腕が心臓より高くなるようにしたり、足のリンパ浮腫であれば、寝るときにクッションなどを足の下に入れて、足全体が高くなるように工夫したりします。しかし高く上げることを意識し過ぎて睡眠時間が減ってしまわないように注意することも必要です。こうした工夫を日々取り入れ、リンパ浮腫の進行を少しでも抑制することが大切です。

保存療法と手術の相乗効果でＱＯＬを向上

リンパ浮腫の治療には保存療法がとても重要になりますが、同時に、保存療法だけで治療を続けるには限界があります。かといって、手術さえすればリンパ浮腫の治療はそれで十分かといえば、もちろんそうではありません。

リンパ浮腫の進行を防いで合併症などを少なくし、ＱＯＬを良い状態に保つには、保存療法と手術を上手に組み合わせて、相乗効果を引き出すことが大切です。保存療法だけ、あるいは手術だけというどちらかに偏った治療ではなく、どちらも行うことが重要なのです。このことは私自身が日々、保存療法のセラピストと連携しながら患者を診ているなかで、強く実感しています。

リンパ浮腫の手術をすることで、圧迫療法がゼロになるわけではありません。圧迫療法はどうしても必要なものだからです。しかし、例えばそれまで24時間ずっと圧迫が必要だった人が、夜の間は圧迫が必要なくなるかもしれません。あるいは日中は弾性着衣を身につけずに過ごして、夕方にかけてむくみが出てきた頃に初めて弾性着衣を身につければ済むようになることもあると思います。もしくは同じ時間だけ弾性着衣を身につけたとしても、着衣の圧をより弱いものに変えられる可能性もあります。

これだけのことでも患者のＱＯＬは大きく改善できるのです。つまり、手術は保存療法を不要にするものではなく、保存療法の負担を軽減し、ＱＯＬを上げる効果が期待できるものです。もちろん早期に手術をした人のなかには、完全に圧迫などが必要なくなる人もいます。しかしそうではなくても、圧迫の時間や回数を減らすことができるだけで、患者は大きな解放感を得られるのです。

［第4章］

新たなリンパの通り道を形成し、症状を改善に導く リンパ浮腫は手術で治療する

バイパスを作ってリンパを流すリンパ管細静脈吻合術とは

リンパ浮腫の外科的治療には、リンパ管細静脈吻合術（ＬＶＡ）という手術がありま す。この手術は簡単にいうと、リンパ管が詰まってしまったところよりも手前のしっかりリンパ液が流れている部分にバイパスを作ることで、リンパ液を静脈に流してリンパ液の流れを再建し、むくみを改善する手術です。バイパスを作ることで、行き場をなくして腕や足に溜まっていたリンパ液がスムーズに流れるようにすることが目的です。

体の中を流れるリンパ液は、通常、心臓に近い場所にある静脈角と呼ばれる合流地点を経由して、静脈に入り込み、大きな体液の循環へ戻っていきます。しかし、リンパ浮腫になるとリンパ液の通り道がなくなってしまい、リンパ液が静脈に戻っていくことができません。これは、原発性リンパ浮腫であっても2次性リンパ浮腫であっても同じです。

リンパ浮腫は、自動車の渋滞に例えられることがよくあります。リンパ液の流れを自動車の往来に例えるならば、リンパ節の切除は主要な道路が通行止めになってしまうのと同

リンパ管細静脈吻合術

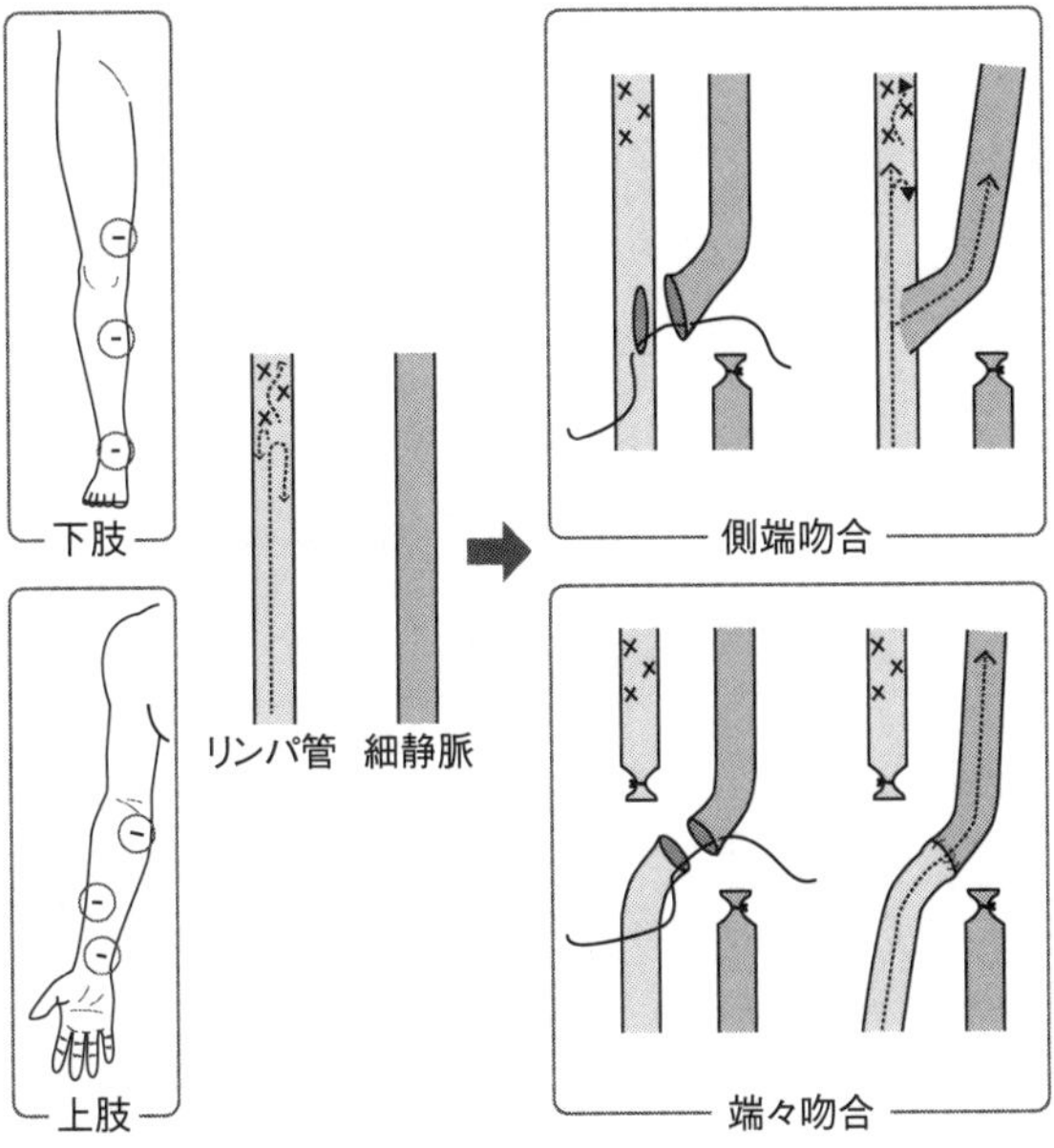

出典：日本形成外科学会

じことです。道路の先で通行止めが起きているため、道路には行き場をなくした自動車が溢れかえります。通行止めを知らずに後ろからどんどん自動車が来るとすれば、交通渋滞はひどくなる一方です。この渋滞を解消するには、新しい道（バイパス）を作ることが必要です。ですからリンパ管細静脈吻合術は、リンパの渋滞を解消するためのバイパス作りといえるのです。リンパ管細静脈吻合術では、本来であれば鎖骨の下で一緒になるはずの静脈とリンパ液を、それよりもずっと手前で合流させることで、リンパを体液の循環に戻します。

リンパの渋滞を解消するためには、2000年代になって「どこにバイパスを作ればいいのか（どこでリンパ管細静脈吻合術をすればいいのか）」と「何本バイパスがあればいいのか（何カ所リンパ管細静脈吻合術をすればいいのか）」という課題がありました。そしてこれに対しては、従来からできるだけ多くの場所でバイパスを作るのがいいという考え方や、ひざ上がいいという考え方、足背（足の甲）がいいという考え方など、学術的にさまざまな報告がなされてきました。

私はこれまでの報告や経験から、より手術に適したリンパ管を選んで、逆流のないちょうどいい太さの静脈につなぎ合わせることが重要であると考えています。

リンパ管細静脈吻合術はリンパ浮腫を完治させるものではありませんが、リンパ液の流れを改善することで保存療法の負担を軽くし、ＱＯＬを大きく向上させることができます。また、保存療法と組み合わせることによってリンパ浮腫の進行予防にさらに効果が期待できます。

リンパ浮腫の治療法としてとても有効である反面、リンパ管の変性が進んでしまっていると十分な効果が得られないことがあります。そのためリンパ浮腫になった初期のうちに手術を行うのがベストです。

リンパ管細静脈吻合術は、リンパ管の機能に障害があってリンパ浮腫が起きている人が対象となる手術です。手術には健康保険が適用されますから、問診によってこれまでのがんの治療歴・手術歴などを確認し、そのうえで検査をしてリンパ浮腫の診断がついた患者は保険を使って手術が受けられます。

過去にリンパ管細静脈吻合術を受けたことがある人も、別の場所で追加の手術をすることが可能です。脂肪吸引をしている人は、患部の状態を観察しながら手術の対象となるかどうか、適切に診断することが必要になります。

初診では過去の治療歴をしっかり問診

診察の流れとしては、まず初診患者はこれまでの病気や治療歴をしっかり問診します。

特にがんの治療に関することは、丁寧に問診していきます。手術をしたかどうか、手術をした場合はリンパ節を切除しているかどうか、あるいは放射線治療や抗がん剤の実施の有無などは、リンパ浮腫に大きな関係があるため重要な情報です。

がんの手術を受けたのが何十年も前になると、本人の記憶があいまいになっていることがあります。手術をしたこと自体は覚えていても、リンパ節を取ったかどうかまでは覚えていない、あるいは放射線治療を受けたかどうかははっきりしないなどという場合です。そのようなときでも、手術をした場所の傷や皮膚のへこみ具合で、おおよそどのような手術を受けたかが分かることもあります。

一方で、原発性のリンパ浮腫の場合は、原因が特定できないことがよくあります。また、むくみがあるというだけではリンパ管の状態までは判断できず、例えば足の内側はリンパ管が機能していなくても、外側のリンパ管は機能が残っているということも珍しくないため、超高周波エコーなどの検査が重要になります。そして、初診時にしっかり周径を測って水分量を測定するなど、しっかりとむくみの状態を評価することが大切です。

水分量を量る体成分分析装置検査

水分量を量るには、体成分分析装置と呼ばれる装置（InBody770）を使います。この装置は体を構成する筋肉量・タンパク質・ミネラル・体脂肪などが分析できる機械です。装置に乗って電極を握るだけで、筋肉や体脂肪、水分量などを約1分で測定できます。複雑な操作は必要なく、測定にあたって痛みや不快感などもいっさいありません。

リンパ浮腫では、浮腫のある部分にリンパ液などの水分が溜まります。この機械を使えば手足の左右上下の部位別水分量を測定できるので、治療を評価するのにとても役立ちます。例えば四肢を量ると、左右の腕にはまったく水分量の違いがないものの、足では左右で数Lも水分量が違うことがあります。あるいは見た目にはあまり自覚症状がない人でも、体成分分析装置で計測すると左右で水分量に偏りが出ていることもあります。

リンパ浮腫の状態を知るために、手足の周径を測ることはとても大切です。しかし自宅において自分で測ろうとしても、毎回同じ場所を正しく測るのは難しいことがあります。そのため定期的に受診し、このような装置を使って経過を確認することは大切です。

私のクリニックでは受診のたびに体成分分析装置で水分量を量ってむくみを評価するほか、手術の前後でも必ず水分量の変化を測定しています。体成分分析装置による水分量の測定や周径の計測、自覚症状の変化などを評価して総合的に確認することで、手術の前後でどれほどリンパ液の流れが良くなったかしっかり把握するようにしています。

水分量の測定、周経の計測に加えて写真の撮影も行います。足や腕などリンパ浮腫が起きている場所を前と後ろから撮影し、太さの変化や赤みの有無など皮膚の状態の確認を行います。手や足などむくみのある部分の決まった場所の周径を6カ所程度、毎回、同じ場所を測ることで変化を把握します。この写真の撮影も基本的に診察のたびに行っています。

下肢静脈瘤がある場合は静脈瘤の治療を優先

なお、初診で手術を決めた場合は、次回受診するのは手術の当日です。初診の日は、各種の検査をしたうえで、採血をして終了になります。次回の受診で手術することが決まっている人は、手術の詳しい内容や術前・術後の注意点などの説明を行います。

なかには当日、その場では手術をするかどうか決められないため、継続して経過観察になる人もいます。その場合でも定期的に受診し、むくみの状態がどのように変化しているかを確認することは大切です。

例外的に、下肢静脈瘤などがある人は、すぐに手術ができないこともあります。下肢静脈瘤とは、ふくらはぎなどにある静脈の弁がうまく働かなくなり、静脈が逆流してしまう病気のことです。体のすみずみへ送り出された血液が心臓へ戻るには、筋肉がポンプの働きをして押し戻しますが、押し戻された血液が逆流しないように静脈の所々には弁が設けられています。

この弁がうまく働かなくなると、静脈が逆流してしまい、静脈が浮き上がって見えたりこぶのようになったりする下肢静脈瘤になることがあります。下肢静脈瘤は立ち仕事が多いことや、肥満、高齢、妊娠・出産などをきっかけに発症することがあります。

リンパ浮腫も下肢静脈瘤もどちらも女性に多い病気です。また、どちらも足のむくみなどの症状が出る点でも似ています。リンパ浮腫の患者のなかには下肢静脈瘤を同時に発症している患者もいます。そのような場合は、すぐに手術ができません。リンパ浮腫の手術はリンパ管を静脈につなぐ手術ですから、つないだ先の静脈に逆流があっては治療の効果が見込めないためです。そのため、そうしたケースでは先に下肢静脈瘤を治療してもらうようにしています。

初期のリンパ浮腫も見逃さないICGリンパ管蛍光造影

リンパ液の流れを観察したり、初期のリンパ浮腫を発見したりするためにICGリンパ管蛍光造影という検査を行います。この検査はインドシアニングリーン（ICG）という試薬を使って行う、赤外線カメラによる検査です。ICGと赤外線カメラによって、皮膚組織の下にある血管やリンパ管の流れを観察することができます。

ICGリンパ管蛍光造影をすると、皮膚の下を流れるリンパ管のどこでリンパ液の流れが悪くて、どこでリンパ液が漏れているのかをリアルタイムで観察することが可能です。

ICGリンパ管蛍光造影の手順は、まずICGという緑色の色素が入った薬を手や足の指の間、手首などに注射して、赤外線カメラで観察します。皮下に注入されたICGは注射したところでリンパ液と混ざり合い、リンパ液と一緒に吸収されてリンパ管の中を流れていきます。赤外線カメラで手や足などを撮影すると、ICGが流れていく様子が白い線になって確認できます。

皮下に注入したＩＣＧがきれいな線のように流れていれば、そこの部分のリンパ管には異常がないと分かります。一方で、線ではなくもやがかかったように全体が白っぽく光っている場合は、その部分でＩＣＧが逆流している、漏れている、つまりリンパ液の流れが悪くなっていることが分かります。

運動前後でリンパ液の流れが大きく変化

私のクリニックではＩＣＧリンパ管蛍光造影の際、ＩＣＧの注入→検査→運動→検査という流れで、2回検査を実施しています。運動によってリンパ液の流れが良くなることで、1回目の検査では見つからなかった部分のリンパの漏れが見つかることがあるからです。リンパ浮腫がかなり進行している場合は、ＩＣＧを注射してすぐに白い霧状のもやが映り、リンパの漏れが確認できます。しかしごく初期の場合は、注入しても途中まではスムーズに流れていて、ある程度リンパが流れていって初めて漏れが確認できることもあります。リンパ浮腫にはさまざまなパターンがあるため、より正確に診断するには、運動をして少し時間をおいて再度検査をすることが非常に有効です。

例えば足のリンパ浮腫の場合、ＩＣＧを注射した直後では、足首やふくらはぎの途中など一定のところまでしか流れが確認できないことがあります。しかし運動をしてもらうことでリンパが流れて、より上の部分まで確認できるようになります。

運動してから検査することのメリットは、より正確にリンパ液の流れを確認できることだけではありません。ＩＣＧを注入し、運動前のリンパ液の流れを見たあとに運動をしてから再度同じ画面でリンパ液の流れを見ると、頭側に流れがグンと良くなっていることを目で見て確認することができ、患者自身が運動の効果を実感できます。

リンパ浮腫の保存療法では圧迫下での運動療法が効果的ですが、効果的と分かっていてもなかなか運動を継続できない人もいます。そのような人には、運動によって目に見えてリンパ液の流れが良くなることを実感してもらうことで、運動療法へのモチベーションにもなると考えています。

運動前後のリンパ液の流れを計測するために、クリニックにはさまざまなトレーニングマシンや運動器具も備えています。クリニックに備えてあるトレーニングマシンの一つに、例えばクロストレーナーがあります。クロストレーナーとは、腕と足を交互に漕ぐ動作を繰り返すタイプのマシンです。スポーツジムなどによく置いてあるのを見たことがある人も多いかもしれません。

クロストレーナーを使うと、手と足を両方動かして有酸素運動をすることができます。そのためこのマシンを使った前後でリンパ液の流れを比較すると、運動後には足先や手先からリンパが勢いよく流れていくところが確認できます。

クロストレーナーによって手足を動かすのは体力的に自信がないという人には、クロストレーナー以外の運動器具も用意しています。例えば足首だけを動かすことができる運動器具や、手であれば握力を鍛えるゴムボールなどを使うこともできます。

リンパ管の位置を探し当てる超高周波超音波診断装置（超高周波エコー）

次に、超高周波超音波診断装置（SonoSite Vevo MD）による検査を行います。ＩＣＧリンパ管蛍光造影がリンパの漏れを調べる検査であるのに対して、超高周波エコーではリンパ管の位置を探し当てたり、リンパ管の質を確認したりすることができます。

エコーはほとんどの病院に導入されていますが、リンパ管を確認できる超高周波エコーは、一般的に多くの病院で導入されているエコーの機械よりもはるかに高性能なものです。一般的な病院が導入しているエコーの周波数は、高くても15MHzや18MHzなどが多くなっています。それに対してリンパ管を確認できるエコーの周波数は最高で70MHzとなっていて、エコーによる見え方がまったく異なります。

例えば私たちの体の中には神経がいくつも走っていますが、この神経とは神経線維束が複数集まったものです。神経線維束とは神経線維と呼ばれる太さ０・５μm～20μm（１μm＝１０００分の１mm）程度の線維の束を指し、エコーの周波数によって分解能（対象を測定または識別できる能力）が変化します。神経でいうと周波数が上がることによって神経↓神経束↓神経線維というように、見えるものが変わってきます。超高周波エコーではこの神経線維束が確認できるほどの高精度です。

エコーの周波数は、周波数が高くなればなるほど、より浅いところを正確にはっきりと見ることができるようになります。そのため超高周波エコーを使えば、リンパ管そのものやリンパ管が拡張している様子がはっきりと確認できるのです。

リンパ管にリンパ液が溜まっている場合、内側からの圧によってリンパ管は拡張して太くなっています。水道につながっているホースに例えるならば、先端をつまんだ状態で蛇口をひねって水を出したら、ホースはパンパンになって膨らんでしまいます。リンパ浮腫のリンパ管は、このようなホースと同じ状態といえます。

リンパ液が溜まってパンパンになっているリンパ管は、拡張して正常なリンパ管よりも太くなっています。そのような拡張したリンパ管の様子も、超高周波エコーならばはっきりと確認することができます。同時に、リンパ管の質も確認できます。途中で詰まってしまってリンパ液が溜まっているということは、少なくともリンパ液を流そうとするリンパ管の機能は生きているということだからです。このような質の良いリンパ管があれば、そのリンパ浮腫は手術で大きく改善する可能性があります。

なおＩＣＧリンパ管蛍光造影や超高周波エコー以外に、ＣＴ検査やＭＲＩ検査、リンパシンチグラフィーなどの検査が必要な場合には、提携病院を紹介して検査を行うこともあります。リンパシンチグラフィーとは、リンパの流れを見る検査です。ごくわずかな放射線を出す薬剤をリンパ浮腫が起きている手足に注射して、リンパ管に取り込まれた薬剤の動きを特殊なカメラで撮影し、調べる検査です。

リンパシンチグラフィーは２０１８年から保険適応となっていることもあり、ＩＣＧリンパ管蛍光造影が普及するまでは、リンパ浮腫を診断するための主な検査としてよく使われていましたし、現在も使われています。しかしリンパシンチグラフィーでは、リンパ管の位置まで調べることはできないため、少し大雑把な検査といえます。

超高周波エコーで日帰り手術が実現可能に

超高周波エコーは、リンパ管細静脈吻合術に欠かせない医療機器です。この超高周波エコーこそが、体への負担を小さくしながら日帰りでのリンパ浮腫手術を可能にしている最大の秘訣です。

最大の特徴は、リンパ管細静脈吻合術に適した質の良いリンパ管の位置や静脈の位置が、手術前に高い精度で分かることです。これによって手術時間を大幅に短縮し、患者の負担も小さくなって日帰り手術が可能になりました。

リンパ管細静脈吻合術を行っている病院はそれほど多くはなく、規模の大きい病院などがほとんどです。そして一般的にはリンパ管細静脈吻合術は、1週間程度入院して全身麻酔で行っているのが現状です。

全身麻酔や1週間程度の入院が必要になるのは、手術するにあたってあらかじめリンパ管や静脈の場所がはっきりと分からないからです。超高周波エコーがない場合、リンパの状態を確認したり静脈の場所を探したりする方法は、ＩＣＧリンパ管蛍光造影と一般的なエコーに頼るしかありませんでした。そして一般的なエコーでは、超高周波エコーのようにリンパ管や静脈をはっきりと見つけることができません。

そのため、リンパ管を探すために主にＩＣＧリンパ管蛍光造影を行うことになりますが、ＩＣＧの試薬を注射して赤外線カメラで見て、リンパ管が白い線としてはっきりと映るのは初期のリンパ浮腫だけです。リンパ管が線状に映ることを「リニアに映る」と呼びますが、リニアパターンで映っているならば、その線のすぐ上を切れば、切った下にはだいたいリンパ管があるのであまり問題はありません。

赤外線カメラだけではリンパ管の場所が見つからないことも

しかし問題は、リンパ浮腫が進行してリニアパターンではなく真っ白に映ってしまうような場合です。赤外線カメラで撮影したときに、リンパ液が漏れて全体が真っ白になってしまっている場合は、どこを切ればリンパ管に行き当たるかの判断がしにくくなります。

このようなときはどうするかといえば、とにかくできる範囲でリンパ管を探すしかありません。仮にＩＣＧリンパ管蛍光造影ではっきりと映らなくても、リンパ管がないということはありません。これは正確にいえば、本当はどこかにリンパ管はあるものの、ＩＣＧの試薬が周辺に漏れてしまってリンパ管が見えなくなっている状態だからです。

そのような場合は赤外線カメラを少しずつ動かしながら撮影していき、おそらく流れているだろうと予想される場所をマーキングしていきます。そして、あとは実際に手術が始まって切開をしてから、体の中を直接顕微鏡でのぞきながらリンパ管を探すのです。

例えば太い静脈のある場所を切っていき、その近くでリンパ管を探す方法を取ることもあります。足であれば大伏在静脈《だいふくざいじょうみゃく》という太い静脈があり、その近くを切って、とにかく探すなどという方法です。

しかし、実際に患部を切り開いてからリンパ管を探す方法では、狙った場所を切ってもリンパ管も静脈も見つけられないことがよくあります。そのようなときは傷を広げてさらに探さなければなりません。そして、それでも見つからなければ、またさらに傷を広げて探していくことの繰り返しです。

超高周波エコーがない場合は傷口が大きく手術も長時間に

このように手術が始まってからリンパ管を探していては、手術にかかる時間がどんどん長くなります。全身麻酔下で行う手術は、早くても5時間以上、ときには8時間や10時間かけて手術をしている病院もあり、患者の負担はとても大きくなります。そのため病院によっては、ＩＣＧリンパ管蛍光造影で真っ白に映るような人は、手術の対象ではないとしているところもあると聞いています。

あるいは手術時間が長くなることを防ぐために、あらかじめ時間を決めておき、その時間内で見つかった分だけ、リンパ管と静脈をつなぐという方法で手術をしている病院もあるようです。

なお、ＩＣＧリンパ管蛍光造影によってリニアパターンで映ったとしても、実際に手術で切る場所とリンパ管の場所が完全に一致しているわけではありません。ＩＣＧの色素を注入したあとに、試薬が流れる様子をモニター画面で見ながらマーキングをしますが、カメラを見ながらマーキングする際にどうしても多少のズレが生じてしまうからです。そのためＩＣＧリンパ管蛍光造影でリンパ管の位置を確認する場合、リニアパターンで映っていたとしても、おおよその場所が分かる程度というのが現状です。

超高周波エコーは手術に適した静脈も把握

エコーの精度の違いは、リンパ管を見つけるだけではなく静脈を見つけるところにも関わってきます。リンパ管細静脈吻合術は皮膚を切ってリンパ管を見つけただけではできず、リンパ管と同じくらいの太さのちょうどいい静脈も見つけなければなりません。実は、これも非常に難しい技術が必要になります。

超高周波エコーがない場合は、例えば皮膚腫瘍などを見るときに使うような、超高周波エコーよりは周波数の落ちる高周波エコーなどで、静脈のおおよその場所を確認します。まずＩＣＧリンパ管蛍光造影でリンパ管の位置をマーキングし、そのうえでエコーを確認して近くの静脈を探すため、手術にかかる手間は非常に大きなものになります。

このような方法では、やはり手術が始まって切開してからさらに下に切り進めていき、体の中で静脈を探さなければなりません。切り進めれば確実に静脈があるともいえないなかで、いわばやみくもに探していかなければならないのです。

あるいは切り進めてもちょうどいい太さの静脈が見つからない場合は、リンパ管よりも太い静脈に横穴を開けてリンパ管をつなぐという、また別の方法を取らなければなりません。これは非常に時間のかかる作業ですし、切った傷が大きくなるため患者の体にも負担がかかります。

傷口が大きくなるとリンパ浮腫に悪影響

このように超高周波エコーがなければ、実際に患者の体を切ってみるまでリンパ管や静脈の正確な位置が分からず、手探りで手術を進めなければなりません。そのような手術方法で、もしも局所麻酔で手術を行ったとすれば、手術中に何度も麻酔の追加が必要になり、その分、手術時間も長くなってしまいます。そのため一般的には、最初から全身麻酔で行うのです。

　このような時間のロスや想定外の事態を防ぐために、病院によってはあらかじめ大きめに切って、最初から大きな傷を作って手術をする方針のところもあります。また、全身麻酔で大きな傷を作るため、どうしてもその前後で1週間程度の入院が必要になります。

　傷口が大きくなることは、それ自体がリンパ浮腫を悪化させる要因になるため患者にとってデメリットです。例えば横向きに長い傷を作ると、浅いところを流れているリンパ液の流れも一度切ってしまっていることになります。手術に用いる顕微鏡では見えない程度の細かいリンパ管も、やはりそこを流れているからです。つまり、手術による傷口が大きくなればなるほど、それもまたリンパ液の流れを阻害する原因になるのです。

　保存療法を行う際にも、傷口が大きいことはデメリットになります。例えばリンパドレナージは手の動きによってリンパ液を流していく治療法ですが、途中で大きな傷があるとそこに凹凸が生じ、リンパ液の流れが止まってしまうのです。そのため大きな傷口はリンパドレナージなどの保存療法の妨げにもなってしまいます。

リンパ管が拡張している様子も観察

超高周波エコーを使えば、リンパ管が拡張している様子も観察できるため、リンパ管と静脈の位置を高い精度で確認することが可能です。超高周波エコーでは硬くなったリンパ管と静脈は異なる映り方をするため、両者がはっきりと区別できるのです。

リンパ浮腫の人のリンパ管は、リンパ液が詰まっているためパンパンに膨れて太くなり、内圧も高くなっているのに対して、静脈のほうが内圧は低く、柔らかいという特徴があります。そのため皮膚の上からリンパ管や静脈がある部分を軽く押すと、柔らかい静脈は潰れますが、圧が高いリンパ管は潰れずにそのままの形を保ちます。

つまり、超高周波エコーを見ながら軽く押すと、潰れるほうは静脈、潰れないほうはリンパ管とはっきり区別することができます。そのうえで、全体を確認しながら同じくらいの太さのリンパ管と静脈が近くに映っているところを探し当て、そこを切れば確実にリンパ管も静脈も見つけることができるのです。

精度が高過ぎて普及が進まない超高周波エコー

超高周波エコーは、まだ日本で数台しか導入されていません。非常に高性能であるにもかかわらず、日本で普及していない理由は、精度が高過ぎるからです。

超高周波エコーを使えば、リンパ管を確認できるほか、例えば形成外科であれば、皮膚の組織を切り取って別の場所に皮膚と血管を移植するような細かい手術も可能になります。しかし、このような細かいところまで見る必要のある手術は、手術全体から見れば決して多くはありません。そのため、一般的な手術ではあまり超高周波エコーの使い道がないのです。

この超高周波エコーはまだ市場に出てからあまり年数が経っておらず、私もこのエコーが出てすぐの頃には実物を見たことはありませんでした。しかしあるとき、学会などでメーカーが製品の紹介用に設置しているデモ機に触れて、その精度の高さに驚きました。そして私は以前勤めていた病院にいたときからリンパ管細静脈吻合術を行っていたため、この超高周波エコーがあれば手術の時間や患者の負担をはるかに減らせると思い、導入を決めました。

一般的には精度が高過ぎてあまり使い道のない超高周波エコーですが、リンパ浮腫の患者に行うリンパ管細静脈吻合術の場合、このエコーが1台あるかないかで、手術の精度や患者の負担には大きな差が生まれるのです。

過去の手術方法では5カ所切って2カ所しかつなげられないことも

超高周波エコーの登場によって、事前に手術に適したリンパ管があるかどうか、さらにはどこにそのようなリンパ管と、リンパ管とつなぐのに適した静脈があるかが一目瞭然になりました。これによって手術時間が大幅に短縮され、患者の体への負担も小さくなり、局所麻酔、日帰りでの手術が可能になりました。

私のところに来る患者には、他院でリンパ管細静脈吻合術を受けたことがあるという患者もいます。そのような患者に聞くと、手術には8時間かかったとか、10時間かかったなどという話を聞くことが少なくありません。そのため、日帰りでの手術が可能と聞くと、初めは半信半疑の人もいます。他院で手術を受けたことがある人の手術の傷痕を見せてもらうと、非常に大きな痕が残っていることもあります。これでは患者の体に大きな負担をかけていると感じます。

また、超高周波エコーによって手術の効果も大きく上がりました。これまでは仮に5カ所程度切開したとしても、そのうち静脈とつなぐことができたのは2カ所程度ということもありました。切開してみた結果、ちょうどいい静脈とリンパ管が見つからないことがあったからです。

しかし超高周波エコーによって事前にリンパ管と静脈の状態や位置を確認することで、5カ所切ったならば5カ所すべてでリンパ管と静脈をつなぐことができるようになったのです。

手術当日の流れ

実際の手術の流れとしては、手術前日までの過ごし方で注意事項などは特にありません。しっかり休み、体調を整えて当日受診してもらっています。

手術当日は、まず手術衣に着替えてから手術室に行き、点滴をして超高周波エコーを行って、どこを切開するか決定します。超高周波エコーでリンパ管の状態や静脈の位置を確認しながらどこで切開するかを決めたら、その部分をマジックなどでマーキングします。

この超高周波エコーで良い状態のリンパ管と静脈を探すことが、スムーズな手術のためにはとても重要です。そのためエコーには30分～40分程度の時間をかけて、しっかりと検査をしていきます。

エコーでリンパ管と静脈の場所が確定したら、手術がスタートします。消毒をして、切開する直前に１カ所目を局所麻酔、次に２カ所目を切開する直前に局所麻酔と順番に麻酔をしていきます。局所麻酔は歯医者で行う麻酔のようなイメージです。一瞬だけチクッとして、その後、麻酔が効いてくると痛みは感じなくなります。

麻酔が効いてきたら、切開をします。傷の大きさは多くの場合１・５㎝程度で、傷痕は気にならないことがほとんどです。傷の深さはおよそ１㎝～１・５㎝前後で、どれほど深くても２㎝くらいです。１㎝程度切ると、リンパ管と静脈が見つかることが多いため、その２つを切って縫い合わせます。

傷口は時間とともにほとんど目立たなくなる

手術の傷痕が非常に小さいため、人によっては転んで怪我をしたときよりも目立たないと感じる人もいるほどです。傷痕は1カ月、3カ月、半年と経過観察をするなかでどんどん薄くなっていき、最終的にはほとんど分からなくなります。経過観察でエコーを見ていても、手術のあと3カ月頃まではどこを手術をしたかが分かりますが、半年を過ぎる頃にはどこを手術したのかはっきり分からなくなることが大半です。それほど傷口は小さく目立たないものなのです。

また、手術による出血はほとんどありません。出血をするとその部分が見えなくなり、手術が継続できなくなってしまうため、すぐに止血するからです。出血量としては、おそらく手術前の採血検査のほうが手術中の量よりもずっと多いと思います。

私のクリニックでは、1回の手術で2、3カ所のリンパ管と静脈をつないでいくパターンが大半です。また1カ所につき、局所麻酔をしてから切開してリンパ管と静脈を縫い合わせ、傷口を閉じるまでに20分~30分の時間で収まることがほとんどです。

髪の毛よりも細い糸で縫い合わせる

つなぎ方には何通りかの方法があります。まず、端々吻合という方法は、切ったリンパ管と切った静脈の端同士をつなぎ合わせる方法です。液体は圧力が高いほうから低いほうへと流れますが、多くの場合、リンパ管の内圧よりも静脈の内圧のほうが低いため、この方法でつなぎ合わせると自然にリンパ液が静脈へと流れ込んでいきます。

この方法は自然に流れが静脈に行くため、リンパ液の流れを改善するにはとても効率の良い方法です。また、リンパ管が細くてもつなぎやすいなどのメリットがあります。

この方法はリンパ管細静脈吻合術でよく用いられる方法で、私のクリニックでもほとんどの場合、端々吻合による手術を行っています。端々吻合を行うには、あらかじめ同じくらいの太さのリンパ管と静脈の場所を把握しているとスムーズですから、超高周波エコーなどの精度の高い機械が役立ちます。

次に、側端吻合という方法があります。これはリンパ管に穴を開けてそこに切った静脈の端をつなぐ方法です。リンパ管の側面と静脈の端をつなぎ合わせるイメージで、この方法ではリンパ管を流れるリンパ液のすべてではなく、一部が静脈へと流れ込みます。

　リンパ管自体を切断する必要がないため、もしもなんらかの理由で静脈とリンパ管をつないだ部分の流れが悪くなっても、その前のリンパ管自体の流れには影響がないなどのメリットがあります。また、万が一リンパ管内に逆流が起きても対応しやすいこともメリットの一つです。

　側端吻合の反対で、端側吻合というつなぎ方もあります。これは静脈の壁に穴を開けて、そこに切ったリンパ管の端をつなげる方法です。この方法ではリンパ液のすべてが静脈に流れ込みます。

　どのような手術方法で行うか、あるいはそもそも手術が適しているかどうかは、患者ごとに異なります。そのためしっかりと診察・検査を行って、一人ひとりに適した治療法を検討することが大切です。

　吻合のためには極めて細いナイロン糸が使われます。多くの場合、針の太さが50㎛程度で、糸はさらに細く、１㎛～９㎛などです。これは髪の毛よりも細いサイズで、肉眼では見ることができません。

最大77倍に拡大可能な高解像度手術顕微鏡システム

　このような微細な針と糸を使って、わずか０・５㎜程度しかないリンパ管を縫い合わせることができるのは、高解像度手術顕微鏡システム（ＭＭ51）という極めて精度の高い手術用顕微鏡を使っているためです。リンパ管細静脈吻合術の手術では、超高周波エコー診断装置や赤外線観察カメラシステムで見つけたリンパ管と静脈を、顕微鏡を使って拡大し、拡大された像を見ながら人の手で細い鑷子《せっし》と呼ばれる医療用のピンセットや針糸を使って縫い合わせます。

　この手術用顕微鏡は、最大で77倍の拡大が可能で、リンパ管もしっかり確認して処置することができます。特にリンパ管は、内側の空間が０・３㎜に満たない場合もあるなど極めて微細な作業が必要になります。ＭＭ51以外の顕微鏡では、リンパ管であることは分かっても、内側の空間の様子までは分からないこともあります。その点、ＭＭ51は最大77倍まで拡大することができるため、リンパ管の内側までしっかり確認しながら手術することが可能です。

なお、性能としては最大77倍まで拡大可能ですが、実際にはあらかじめ超高周波エコーによって質の良いリンパ管や太めのリンパ管を探すことができるため、77倍まで拡大することはほとんどなく手術を行うことができています。

私のクリニックでは、以前の機体より軽量化された新型MM51という顕微鏡を導入しています。実際の手術では左右上肢、下肢と手術の場所によって移動が必要になりますが、新型MM51は非常に軽くなっているため手術室内の移動がしやすく便利です。

手術時間はトータル2時間程度

手術中は、局所麻酔で意識ははっきりした状態で痛みも感じないため、手術室に設置されているモニターを見ながら、自分のリンパ管が顕微鏡下で縫われている様子を見ることもできます。会話も問題なくできますから、希望する人には手術をしながら説明することも可能です。もちろん手術の様子をあまり見たくないという人もいます。その場合はモニターを本人から見えない位置に設置するなど、設置場所に配慮しています。

手術中は、リラックスできるように音楽などをかけていることが多いのですが、そのままウトウトして眠ってしまう人もいるようです。

リンパ浮腫の患者はそれまでにがんの治療で、体への負担が大きい手術などを経験している人がほとんどです。そのため「手術」と聞くと、それまでの長い手術や痛みを伴う治療を思い出して、手術前はどうしても身構えたり緊張したりしてしまいます。実際に手術室に入って最初の血圧は高い人が多く、緊張している様子が伝わります。

その後も1カ所目の局所麻酔をする頃までは、まだ緊張感が続いているようですが、局所麻酔が2カ所目、3カ所目と進むにつれて、次第に痛みも何も感じなくなり、手術といってもこのようなものなのかというように、すっかり落ちついてくるようです。特に前日、手術への緊張感から一睡もできなかったという人のなかには、手術台の上で熟睡してしまい、手術が終わるまで目を覚まさない人もいます。

実際に手術をしている時間は2時間程度です。午後1時に来院した患者は、2時頃までエコー検査などを行い、そこから約2時間で局所麻酔から切開、吻合、切開した傷口を縫い合わせる処置をして、手術自体は終了です。着替えなどが終わったら、手術後の注意事項などの説明をします。その後、遅くとも午後4時過ぎには会計を済ませて帰っていくため、クリニックに滞在する時間はトータル3時間程度です。

クリニックには、手術を受けた患者が休息を取ってから帰宅するためのリカバリー室を設けています。しかし実際には、ほとんどの患者がリカバリー室を利用することなく術後すぐに、自分の足で歩いて帰っていきます。

このように私のところでリンパ管細静脈吻合術を受けた患者は、想像よりもずっとあっけなく手術が終了するため、思っていたよりもずっと怖くなかったうえに痛みもなかった、拍子抜けするほどあっという間だったなどと感じる人が多いようです。

術後は意識的に体を動かしてリンパを流す

手術後のケアでは、切開をした場所に防水テープや傷を保護する被覆材などを貼ったうえで、手術直後から圧迫を行います。基本的にはクリニックに来たときにはいていた弾性ストッキングなどを、術後もそのままはいて帰ってもらっています。

手術の直後から圧迫することは、リンパ液の流れを良くすることや、血栓予防のためにも大切です。リンパ液の流れを良くするにはリンパ管の蠕動運動と筋肉のポンプ作用が必要ですが、外から圧をかけることで少しの蠕動運動やポンプ作用でもリンパが流れやすくなるからです。

少し前までは、リンパ管細静脈吻合術などを含め、手術後は安静にすることが重要とされていました。そのため手術後は包帯も巻かずに、ベッドの上で安静にしてもらっていたのです。しかし、今は術後の安静はあまり必要ではないことが分かってきました。リンパ管と静脈を縫い合わせた傷口は、少々動いたからといって開いたりするものではありません。超高周波エコーを使ったリンパ管細静脈吻合術であれば傷口が非常に小さいため、術後の安静は不要です。

むしろ手術後は、動くことでリンパや血液が流れて血栓のリスクを抑えることができます。そのため足のリンパ浮腫であれば、普段より意識して歩くようにしたり、手のリンパ浮腫ならばこまめに手首回しを行ったり、手足の曲げ伸ばしをするなど意識的に体を動かしてリンパ液の流れを良くすることが大切です。

術後は歩いて帰ることが可能

局所麻酔のため、手術後は歩いて帰ることが可能です。麻酔は4、5時間程度で効き目が切れてきますが、麻酔が切れても我慢できないような痛みを感じることはほとんどありません。術後に痛みが起こるのは、手術によって大きく切開したり広い範囲で組織を切除したりすることによって、組織が炎症を起こすことなどによるものです。しかしリンパ管細静脈吻合術の場合は傷口も1・5㎝程度であり、体へのダメージが小さく痛みもその分軽減されます。

例えるならば、包丁で指先を切ってしまったら切った瞬間はもちろん痛みは感じますが、眠れないほどの痛みではありません。リンパ管細静脈吻合術の傷口の痛みも、体へのダメージの度合いでいえば包丁で指先を切った程度に近いと思います。麻酔が切れたあとに軽い痛みを感じる人もいますが、多くの場合2、3日で痛みは消えていきます。痛み止めの薬も処方していますが、ほとんどの人は1回程度飲むだけで、あとは薬を飲むこともないようです。

翌日からの仕事もＯＫ

術後は、手術した場所をぶつけたりしないように注意する必要はありますが、基本的には普段どおりに生活することが可能です。入浴については、手術当日は避けてもらいますが、手術翌日からシャワーを浴びることができます。傷口のケアは、傷を保護する被覆材などがはがれたら新しいものに交換する程度です。

仕事をしている人は、翌日から復帰できます。激しく体を使うような仕事でない限り、翌日から復帰することはまったく問題ありません。身体面の問題はありませんが、人によっては翌日すぐの仕事には不安を覚える人もいます。そのような人は土曜日に手術を受けて、日曜日は1日ゆっくり休めるようにスケジュールを工夫しています。

非常に多くのリンパ液が溜まっていた場合、傷口からじわじわとリンパ液が漏れてくることがあります。傷口からのリンパ液の漏れは、手術後2、3日ほど続きますが、絆創膏のようなものを患部に貼って清潔にしておけば、やがて自然に収まっていきます。

リンパ管細静脈吻合術は保険適用

手術後は、特に問題がなければ10日～2週間後に受診して抜糸をします。私のクリニックには遠方から飛行機や新幹線に乗って来る患者もいるため、そのようなときは抜糸のみ近隣のクリニックに紹介状を書いて行ってもらうこともあります。

抜糸後は、手術から1カ月後、3カ月後、6カ月後頃を目途に定期的に診察し、経過観察を行います。

リンパ管細静脈吻合術は保険適用の治療です。片腕や片足で1カ所のリンパ浮腫を手術する場合、3割負担の患者で医療費の目安は約10万円です。条件によっては高額療養費制度を使うこともできます。高額療養費制度とは、1カ月間にかかった医療費の自己負担額が一定限度を超えたときに、一定限度を超えた分の金額があとで払い戻される制度です。

早い人は手術直後から効果を実感

リンパ管細静脈吻合術を受けることで、むくみの改善が期待できます。むくみがどれほど改善したかは、体成分分析装置で水分量などを量ることで分かります。あるいは周径を測っても改善したことが分かると思います。人によっては、見た目で明らかに細くなったことを実感できる人もいます。

また、リンパ浮腫に伴う痛みにも改善効果が期待できます。リンパ浮腫になるとリンパ管の内圧や脂肪組織の内圧が上がって神経を圧迫し、痛みが出る人がいます。リンパ管細静脈吻合術によってリンパの逃げ道を作ってあげると、内圧が下がり、痛みが改善します。

手術によるむくみ改善などの効果の表れ方には、個人差があります。皮膚が柔らかくて浮腫が強い人では、手術直後から効果を実感できることもあります。皮膚が硬い人の場合、手術後1カ月以上かけて少しずつ効果を感じられるようになることが多いようです。

手術で蜂窩織炎などのリスクも軽減

日々の保存療法の負担が軽減されることや、蜂窩織炎などの合併症のリスクが軽減されることも、リンパ管細静脈吻合術によって得られる大きなメリットです。

手術をすることによって、圧迫療法が完全に必要なくなるわけではありません。しかし、圧迫療法をしなければならない時間が短くなったり、弱い圧でも十分になったりするなどの効果が期待できます。これはリンパ浮腫の患者のＱＯＬを考えたとき、大きなメリットになります。

例えば、人によって日中は弾性ストッキングをはくけれど、夜は圧迫が不要になったりします。あるいは日中は弾性ストッキングをはかずに過ごして、夕方にかけてむくみが気になってきたら弾性ストッキングをはくということもあると思います。このように手術を受ければ、自覚症状に合わせて少しずつ、圧迫の時間を短くしたり圧迫の強さを弱くしたりしていくことができるのです。あるいは初期の頃に手術を受けた人のなかには、完全に圧迫療法がいらなくなる人もいます。

リンパ液の流れが良くなって免疫機能が正常に近づくと、リンパ浮腫の患者にとって最も気をつけなければならない合併症、蜂窩織炎などのリスクも減らすことができます。リンパ管細静脈吻合術を受けても蜂窩織炎になることはありますが、その回数を減らすことができるのです。例えばそれまで３カ月に１回は蜂窩織炎になっていたような人が、数年に一度まで頻度が落ちるなどということです。これもやはり患者にとっては大きなＱＯＬ

向上につながります。

リスクはほとんどないが、症状によって追加手術が必要になることも

リンパ管細静脈吻合術は非常に体への負担が小さい手術ですから、リスクや合併症の心配などはほとんどありません。強いてリスクを挙げるとすれば、リンパ浮腫の状態によっては手術をしても十分な効果を得られない可能性があることだと思います。

また、一度手術を受けても、追加手術が必要になることがあることも理解しておく必要があると思います。手術が1回で済まない理由は、切除したリンパ節と同じ数だけのバイパスが作れるとは限らないからです。

がんの治療によってリンパ節を切除するということは、主要道路を失ったのと同じ状態です。手術によってリンパ管と静脈をつないだとしても、失ったのと同じ分のリンパの通り道を確保できるわけではないのです。そのため、どうしても術後しばらくするとまた別の場所でむくみや重さ、だるさが出てしまうことがあります。これはリンパ浮腫が再発したというよりは、一生付き合っていかなければならない宿命のようなものだと理解する必

要があります。

また、加齢とともにリンパ管の機能が低下することも、複数回の手術が必要になる原因の一つです。年齢を重ねると、運動量が減ることなどで少しずつ静脈へ戻っていくリンパ液の量が減っていき、むくみが進行する人もいます。そのため長い年月を生きていれば、その分だけ再度、どこかで追加手術が必要になる可能性は出てきます。

このほか、術後に炎症を起こしたり、つないだところが詰まったりするとリンパ浮腫が悪化することもあります。そのようなときも追加手術が必要になることがあります。

もちろんすべての人に2回以上の手術が必要になるわけではありません。1回の手術でその後、長い間良い状態を保っている人もたくさんいます。しかし、複数回の手術が必要になる可能性があるからこそ、体への負担が小さく日帰りでできる手術のメリットは大きいと考えています。

日常生活では長時間の同じ姿勢を避けて体を動かそう

リンパ浮腫を改善するためには手術を受けるだけではなく、日常生活のなかでも注意しながら過ごすことが大切です。例えば日々の仕事でデスクワークが多かったり、長時間同じ姿勢を続けることが多かったりする人は、特に意識して定期的に手足の運動を行いましょう。

普段から趣味でスポーツなどに取り組んでいる人は、それをそのまま継続して構いません。あるいは特別なスポーツでなくても、散歩やウォーキングでも十分リンパ液の流れを良くする効果が期待できます。あまり運動や体を動かすことが得意ではないという人は、その場でかかとを上げ下げする運動だけでもふくらはぎのポンプ機能が働いて、リンパ液の流れを良くする効果が期待できます。

手のリンパ浮腫では、リンパ液の流れを滞らせないように、長時間、腕を下げたままにしないように意識することが重要です。手のひらをグー・パーと動かして、末端からリンパ液の流れを促すことを心掛けるとよいと思います。

日常生活のなかでの注意事項としては、長時間同じ姿勢でいることや、同じ場所でずっと動かずにいることがリンパ浮腫にとっていちばん良くありませんので注意が必要です。どうしても仕事内容によって、同じ姿勢や同じ場所で動かずに過ごさなければならない場合は、休憩時間には意識して体を動かすようにすることが大切です。休憩時間の軽い運動も難しければ、その場でのかかとの上げ下げや、手のひらのグー・パーだけでも構いません。小さな動きだとしても、リンパ液の流れを改善するには有効なのです。

また、保湿剤などを使ってスキンケアを継続することも重要です。肌が乾燥すると角質がはがれやすくなったりバリア機能が低下したり、かゆくなって寝ている間にかいてしまい傷ができるなど感染のリスクが高まります。その結果、蜂窩織炎を起こしやすくなるため、感染予防のためにもスキンケアは大事です。高価な化粧品などを使う必要はありません。手頃なもので構わないので、保湿剤をたっぷりと使い、常に肌を潤している状態を保つことが大切です。

このほかにも肥満を避けることがリンパ浮腫の悪化予防には重要です。もともと、リンパ浮腫になると体を動かしにくくなるため、肥満のリスクが高まります。肥満になると手足が太くなるだけではなく、脂肪によってリンパ管が圧迫されてリンパ液の流れが悪くなるため、普段から食事に注意したり、積極的に体を動かしたりするなどして肥満にならないように気をつけることが必要になります。

その他の手術にはリンパ節移植や脂肪吸引手術も

リンパ浮腫の症状が比較的軽く、質の良いリンパ管が多く残っている段階では、このリンパ管細静脈吻合術が第一選択になります。しかし、組織が線維化し、リンパ管が硬化し内腔もなくなってしまった場合はリンパ管細静脈吻合術では大きな効果が期待できないことがあります。そのような場合はリンパ節移植や脂肪吸引などの手術が必要になることもあります。

リンパ節移植手術は、患者自身の体から正常に働いているリンパ節やリンパ管を採取し、リンパ浮腫が進んでしまっている場所に移植する手術です。リンパ管細静脈吻合術はリンパ管の硬化が進んでいる重症例では効果が期待できませんが、リンパ節移植手術は重症例にも効果が期待できることがあります。この手術によって期待されるのは、移植したリンパ節がリンパ液を回収するようになったり、あるいは新たなリンパ液の流れが作られたりする可能性などです。多くの場合、リンパ管細静脈吻合術では効果が期待できない重症患者が対象となります。

現在では、これまではリンパ節移植術を勧められたような症例も、リンパ管細静脈吻合術を適応することができるケースが多くなっています。リンパ節移植はリンパ管細静脈吻合術に比べて、体への負担が大きな手術になるのがデメリットです。全身麻酔下で行われ、数日~10日前後の入院が必要になります。また、すぐに効果が出るとは限らない点にも注意が必要です。

また、脂肪吸引の手術もあります。これは脂肪を吸引することで、リンパ浮腫によって太くなってしまった患部を細くするための手術です。リンパ浮腫が進行するとリンパ液などの水分だけではなく、脂肪も増えていきます。リンパ管細静脈吻合術をしてリンパ液の流れを改善しても、増えてしまった脂肪は減少しません。そのため患部を元のように細くすることを目的として、脂肪吸引の手術があります。

脂肪吸引手術は見た目を細くする効果は期待できるものの、リンパ液の流れそのものを改善させる効果はありません。脂肪を除去する際にリンパ管にもダメージを与えることがあり、リンパ液の流れを悪化させるリスクもあります。また、手術後は手術前より強い圧迫療法が継続的に必要になることがあります。

脂肪吸引も、主にリンパ管細静脈吻合術で効果が得られなかった重症患者に対して行われます。リンパ液の流れがまったくなくなってしまったリンパ浮腫Ⅱ期後期やⅢ期の患者が対象となります。

微細な技術を必要とするマイクロサージャリーとは

リンパ管細静脈吻合術のように、顕微鏡を使った微細な操作を必要とする手術のことを「マイクロサージャリー」といいます。マイクロとは「微小」、サージャリーとは「外科手術」の意味で、マイクロサージャリーは「微小外科手術」という意味です。

私たち形成外科医はこのマイクロサージャリーという技術を使い、皮膚や皮下脂肪、筋肉などに血管がついている、生きた組織を怪我やがん治療などで失われた部分に移植する再建手術を行っています。例えば、切断されてしまった腕や手、指などを再接着することができるのは、マイクロサージャリーの技術があるからです。今ではマイクロサージャリーは、形成外科や整形外科などさまざまな領域において欠かすことのできない手技となっています。

マイクロサージャリーのなかでも、さらに細い0・5㎜未満の血管やリンパ管などをつなぎ合わせる技術はスーパーマイクロサージャリー（超微小外科手術）と呼ばれます。リンパ管は0・5㎜未満の太さであることもよくあるため、スーパーマイクロサージャリーの技術は、リンパ管細静脈吻合術を行うには必須の技術といえます。そのためリンパ管細静脈吻合術を安全に効果的に受けるためには、形成外科医のなかでもスーパーマイクロサージャリーの技術に熟練した医師に任せることが安心です。

リンパ管細静脈吻合術の傷口は50円硬貨以下

リンパ管細静脈吻合術がどれくらい細かい作業かは、50円硬貨を例に比べてみると分かりやすいと思います。リンパ管細静脈吻合術で切った傷口の大きさは、50円硬貨よりも小さなサイズです。そして、縫い合わせたリンパ管と静脈の部分は、50円硬貨の中心の円よりもさらに小さなものです。このように例えると、マイクロサージャリーによるリンパ管細静脈吻合術がどれほど細かい手術であるかがイメージできると思います。

リンパ浮腫の治療は、このスーパーマイクロサージャリーの登場によって大きく前進しました。スーパーマイクロサージャリーの技術を用いたリンパ管細静脈吻合術によって、つなぎ合わせた部分が塞がってしまうなどのリスクが大きく低下し、治療成績が向上したからです。

マイクロサージャリーに関する学会には日本マイクロサージャリー学会があるほか、リンパ浮腫に関しては日本リンパ浮腫治療学会や日本リンパ浮腫学会など、学会がいくつかあります。最近では日本マイクロサージャリー学会でリンパ浮腫セミナーも開催され、学会でも活発にリンパ浮腫の手術や保存療法に関する研鑽が行われています。

私自身、新しい分野の治療や手術方法については、このような学会や研究会での講演、論文などでさまざまに学び、実践してきました。新しい治療法を学んだり、ほかの施設で取り組んでいる試みなどを知ったりすることは、患者に最新の治療を安全に提供するためには欠かせないのです。

第1世代～第4世代へ、リンパ管細静脈吻合術の進化

スーパーマイクロサージャリーやＩＣＧリンパ管蛍光造影の登場など、リンパ浮腫の手

術は歴史的にさまざまな変遷を繰り返してきました。また、治療や検査の機器の発達とともに、治療も大きく前進してきています。

これはあくまで私の個人的な考えですが、リンパ管細静脈吻合術についてはこれまで４回ほどの大きなターニングポイントがあったように感じています。

リンパ管細静脈吻合術の第1世代ともいえる、初期のリンパ管細静脈吻合術の登場は１９７０年代にまで遡ります。１９７０年頃に顕微鏡下でリンパ管と静脈をつなぐ術式が考案され、名古屋大学血管外科の先生によって報告されました。このときは、手術用の顕微鏡の進化が一つのブレイクスルーになったと思っています。

第2世代は２０００年頃の出来事です。第2世代では、スーパーマイクロサージャリーによる技術の進化がブレイクスルーになりました。

この時代、東京大学形成外科教授の光嶋 勲先生（現広島大学病院国際リンパ浮腫治療センター教授）によって、数多くのリンパ管細静脈吻合術が行われ、この手術が世界に広まっていきました。当時、リンパ浮腫は進行性で、治療法がない不治の病として考えられていましたが、そうしたなかで光嶋先生がリンパ管細静脈吻合術を行い、リンパ浮腫は治療が可能か、もしくは進行予防が可能な病気という大きなパラダイムシフトをもたらしました。

この当時はまだリンパ管や静脈などを詳しく調べる機械が開発されていなかったため、とにかくたくさん切って、できる限りつなぎ合わせていくことを主眼とした手術だった印象です。例えば下肢であれば、大伏在静脈という大きな静脈に沿って何カ所か切開し、つなぎ合わせられそうな場所があれば何カ所も縫い合わせていくというイメージです。そのためどうしても傷口は大きくなって、患者の体への負担は重いものでした。

赤外線カメラの登場で第3世代がスタート

第３世代は２０１０年頃から始まりました。このときのブレイクスルーは赤外線カメラの登場です。当時、肉眼では見えない画像を撮影することができる赤外線カメラが発売されました。赤外線カメラを使えば、リンパ管が線上に走っている様子を見ることができるようになり、リンパの大まかな流れをつかむことができるようになりました。これによってそれまでの手術からより一歩、リンパ浮腫の手術は進化しました。

リンパ管のおおよその位置を調べることができるようになったため、リンパ管がありそうな場所を切開し、そこで質の良いリンパ管とちょうどいい静脈があればそこでつなぎ合わせることができるようになったのです。

もしも最初に切った場所で質の良いリンパ管と静脈が見つからなかった場合は、次にリンパ管がありそうな場所を切開します。まだまだ精度は高くはありませんが、とにかくたくさん切ってつなげるという時代よりは、はるかに効率の良い手術ができるようになりました。

一方で、赤外線カメラはリンパ液の流れを可視化することに大いに役立ちましたが、リンパ管やリンパ機能の評価まではできません。赤外線カメラができるのは、あくまでリンパ液が流れているかどうか、ここで漏れているかどうかということに加えて、リンパ管がだいたいこの辺にあるということにとどまっています。リンパ浮腫の診断・評価には必要な機器であるものの、リンパ管の機能を評価するには第4世代になるまで待つ必要がありました。

第4世代のフェーズに入った現代のリンパ管細静脈吻合術

そして現在、リンパ浮腫の手術は第4世代のフェーズに入っています。第4世代のブレイクスルーは、超高周波超音波診断装置の登場によって起こりました。これによって、リンパ管や静脈の正確な場所が分かるようになっただけではなく、リンパ管の機能や質も評価できるようになったのです。第4世代になると、亀田総合病院リンパ浮腫センター長の林　明辰先生によって「いい状態のリンパ管」に、「ちょうどいい太さの静脈」をつなぎ合わせることの重要性が提唱されるようになりました。

超高周波超音波検査では、赤外観察カメラシステムでは観察できなかったリンパ管も観察することができますし、拡張したリンパ管を探すこともできるのが大きな特徴です。超高周波超音波検査を行えば「切ってから探す」のではなく、「切る前に探す」ことが可能になりました。これは極めて画期的な変化で、リンパ浮腫の外科的治療のさらなる飛躍が期待できます。この超高周波超音波検査によって、何時間もかかる大手術で患者の負担も大きかったリンパ管細静脈吻合術が短時間で痛みも少なく、日帰りで手術できるようになったのです。

私のクリニックで行っているのもこの第4世代のリンパ管細静脈吻合術です。私自身は第3世代、第4世代のどちらのリンパ管細静脈吻合術も経験していますが、第4世代の手術法によって患者の負担が大きく軽減されて、手術効果もかなり向上しているのを実感しています。

第3世代の手術は医師にも負担が

超高周波超音波診断装置の登場は、患者の負担を大幅に減らすことができるというメリットがあるほか、医師にとっての負担感も大きく軽減することにつながりました。第3世代までの手術方法では、あるかないか分からないリンパ管と静脈を手術が始まってから探さなければならず、手術時間が長くなってしまい医師にとっても負担が大きいものでした。

また、仮に手術時間が長くなったとしても、確実にリンパ管と静脈をつないで病気を治すことができるならやりがいを感じることができます。しかし、実際には必ずしもいい状態のリンパ管や静脈を見つけることができるとは限らないなかで、手術をしなければならないことがあり、医師自身も治療のやりがいを感じにくいのが現状でした。

その点、第4世代のリンパ管細静脈吻合術は短時間でしっかり効果を出すことができるため、医師もやりがいや充実感が得られます。リンパ浮腫で悩む患者を一人でも多く救うには、リンパ管細静脈吻合術などの手術を行う医師が増える必要があることを考えると、超高周波エコーによって医師側の手術の負担が減ったことは大きなメリットといえます。

超高周波エコーが登場する前の第3世代の治療法が、患者側と医師側の双方にとって負担が大きかったことは、「リンパ管細静脈吻合術は最後の手段」という誤解が生じる背景につながったと私は考えています。

超高周波エコーを使った日帰り手術であれば、患者は仕事や通常の生活を中断することなく手術を受けることができます。一方で、手術のために1週間ほど入院しなければならないと、どうしても負担が大きくなって「手術は最後の手段」という意見も出てくるのだと思います。そのため超高周波エコーを使った日帰りでのリンパ管細静脈吻合術が広がれば、それに伴って「早期から手術を受けるのがベスト」という認識も周知されていくと期待しています。

リンパ管細静脈吻合術の技術は世界のなかでも日本がリード

さまざまな医療機器の進歩とともに進化を続けてきたリンパ管細静脈吻合術ですが、この手術については、日本の技術がリードしています。欧米でも、リンパ管細静脈吻合術を行っていた時期がありました。しかし、マイクロサージャリーの技術を使ってリンパ管と静脈を直接つなぐというような細かい手術ではなく、太い静脈にリンパ管が入っている脂肪組織を近づけて縫い合わせていくというような、もっと大雑把な手術が主なものでした。そのためあまりはっきりとした効果が得られず、次第にすたれていったと聞いています。

欧米ではリンパ管細静脈吻合術よりは、むしろリンパ節移植や脂肪吸引など、別の手術が行われる傾向があります。しかし、近年ではリンパ管細静脈吻合術について学びたいと、海外から医師が日本に研修に来るケースも増えています。日本で研修を積み、リンパ管細静脈吻合術の手技を習得する医師が増えれば、今後は海外でも同様の手術が行われるようになるかもしれません。いずれにしてもリンパ管細静脈吻合術については、日本の医療技術が最先端を行っていると考えていいと思います。

［第5章］

リンパ浮腫の外科手術で元の生活を取り戻した人たち

蜂窩織炎で生死の境を彷徨ったAさん　62歳・男性

「まさかもう一度温泉に入れるようになるとは思いませんでした」

Aさんは医療関係の会社に勤める男性で、約37年前に睾丸のがんになり、手術で左側の睾丸の摘出とともに、鼠径部のリンパ節の切除と放射線治療を受けました。その後、がんの治療から6年が経過した頃にむくみが気になるようになりました。

しかしむくみに悩みながらも、その悩みをどこに相談すればいいのか分かりませんでした。当時はまだリンパ浮腫に対する認知度も低く、病院のリンパ浮腫外来も一般的ではなかったからです。Aさんががんの手術を受けた病院にもリンパ浮腫の相談を受け付ける窓口はなく、Aさんは足のむくみに悩みながらもどうすることもできず、諦めるしかありませんでした。

そして相談先がないままリンパ浮腫を放置していたところ、あるとき合併症の蜂窩織炎になってしまいます。皮膚に痛みを伴う赤みが出てきてどうしたのかと思っていたら、あっという間にその赤みが広がって、高熱が出てしまいました。慌てて受診した病院で蜂窩織炎という診断を受けたAさんは、そのとき初めて、リンパ浮腫によって蜂窩織炎という合併症が起きることがあることを知りました。

一度、蜂窩織炎になって以降、Aさんは何度も蜂窩織炎を繰り返すことになります。2、3年に一度は発症し、これまでに数回入院もしました。

最も重症だったのは約17年前に蜂窩織炎になったときです。このときは敗血症になってICUに入院し、生死の境を彷徨いました。最終的には1カ月も入院して、なんとか一命を取り留めたのです。

この経験をして以来、Aさんはすっかり蜂窩織炎が恐ろしくなってしまいました。リンパ浮腫の患者はほんの小さな傷口からも細菌が入って蜂窩織炎になると聞いてからは、大好きだった温泉に行くこともやめて、怪我をしないようにおびえながら毎日を過ごしていました。

蜂窩織炎で何度目かの受診をしたときに、リンパ浮腫には圧迫療法がいいと教えてもらう機会がありました。しかし、このときはすでにむくみが出始めてから10年以上も経過したあとでした。さらにいえば、圧迫療法が大切ということは指摘されたものの、具体的にどのように圧迫すればいいのか教えてもらうことはありませんでした。

ともかく圧迫が大切と知ったAさんは、さっそく弾性包帯を買ってきて、試行錯誤しながら自己流で圧迫を始めます。ところが足全体を圧迫したほうがいいことは分かっていましたが、仕事中にズレてくるのを巻き直すのが大変なので、ひざ下にしか弾性包帯を巻きませんでした。

そうしてひざ下だけを圧迫しながら長い間過ごしているうちに、ひざ下と太ももで太さがまったく変わってしまいました。あるとき、苦労して毎日弾性包帯を巻かなくても、弾性ストッキングのほうがはきやすいという話を聞きつけたAさんは、さっそく医療用の弾性ストッキングを購入しました。ところがすでにひざ下と太ももの太さがアンバランスになってしまっていたため、市販の弾性ストッキングではサイズが合わずにはくこともできなかったのです。

約30年もリンパ浮腫に悩まされてきたAさんが私のクリニックを受診したのは、同僚からクリニックの噂を聞きつけてのことでした。ここが最後の砦だとの思いで、私のクリニックにやって来たのです。

リンパ浮腫を発症してから約30年が経過しているAさんの左足は、右足と比べて倍以上に膨れ上がっているように見えました。また、小さな傷口から絶えずリンパ液が漏れているため、皮膚も黒ずんでしまっていました。

実際に水分量を量ってみると、右足の水分量が5・36Lに対して左足は10・38Lとほぼ倍の水分量でした。つまりAさんは左足にだけ、毎日5kgの重しをつけて過ごしているようなものだったのです。

受診したAさんは、数十年に及ぶリンパ浮腫との付き合いで苦労していることを切々と話してくれました。

例えば、足が太くなり過ぎてひざを曲げにくくなり、自転車にも乗れなくなったこと、また左右の足のサイズがバラバラなので、靴を選ぶのも苦労しているということでした。靴はむくんでいる左足のサイズに合わせた大きいものを買い、小さい右足のほうに詰め物をしてなんとかはいていました。しかしそのせいで、右足はいつも靴擦れしていて治ることがなかったそうです。

靴だけではなく洋服を選ぶのも一苦労です。ズボンはむくんでいる左足のサイズに合わせて購入するため、左足はパツパツで右足はぶかぶかというバランスの悪いズボンを長年、はいていました。また、座ったりしゃがんだりしたときに、いつもひざの内側に何かが挟まっているような違和感を覚えるとも言っていました。

長年にわたってむくみに悩んできたAさんの足をICGリンパ管蛍光造影で見てみると足全体が真っ白く映っていて、最重症のリンパ浮腫であることが分かりました。しかし超高周波エコーで確認したところ、まだしっかり機能しているリンパ管が残っていることも分かりました。

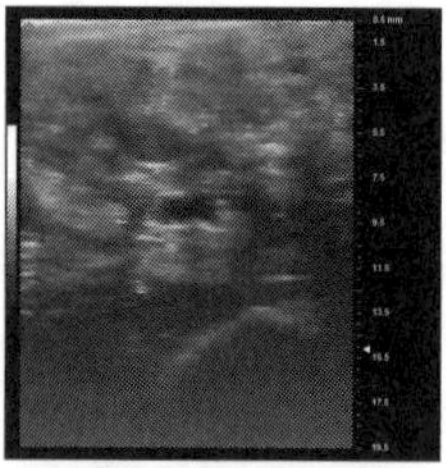
リンパ管と静脈のエコー画像

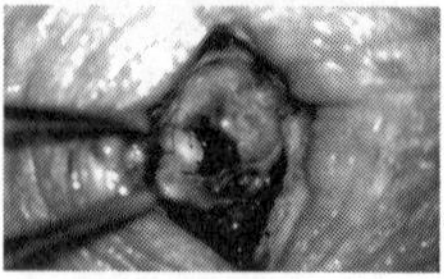
手術によってつながれたリンパ管と静脈

そこで手術を行い、3カ所でリンパ管と静脈をつなぎました。手術の結果、水分量は10L以上あった左足が術後3カ月で7L台にまで減少、さらに太ももの太さも58㎝だったものが48・3㎝と、約10㎝も細くなったのです。

リンパ浮腫になってから長い年月が経過しているため、完全に元の太さにすることは難しい

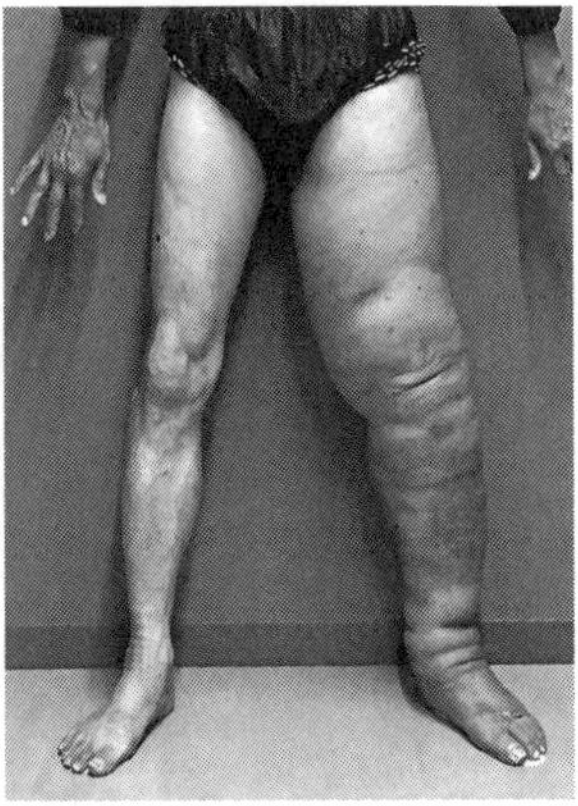

Before（初診）

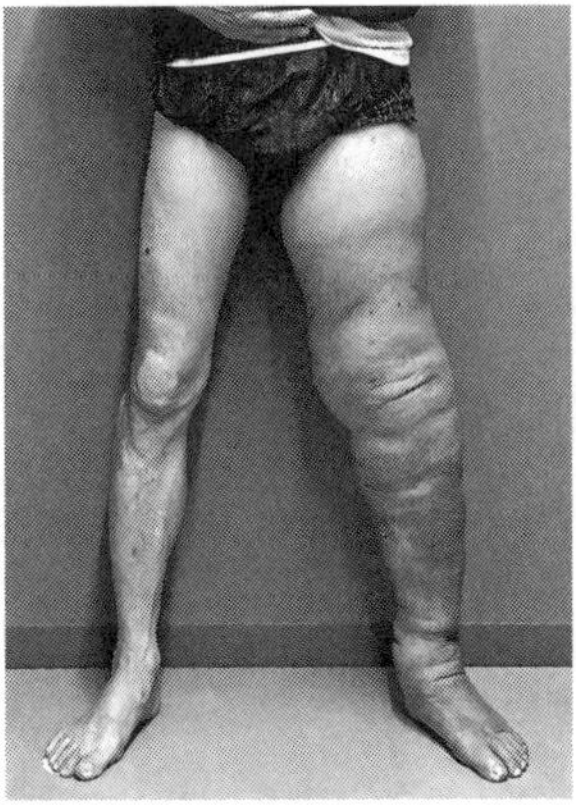

After（術後６カ月）

かもしれません。しかし、1回の手術だけでもここまで大きな効果がありました。また、私のクリニックで弾性包帯の正しい巻き方の指導も受け、レンタルして自分に合った弾性包帯や弾性着衣を選ぶこともできました。手術と併せて正しい保存療法の指導を受けることができて、これなら家で継続してケアができそうだと自信をもつことができたようです。

　Aさんのケースでは、医療関係の仕事をしていながらも、リンパ浮腫の正しい治療法や対処法の情報にはたどり着くことができませんでした。このことからも、巷にリンパ浮腫に関する情報がいかに不足しているかが分かります。また、赤外線カメラで真っ白に映る重症のリンパ浮腫であったことから、超高周波エコーでリンパ管の機能を見ることができなければ、おそらく手術の対象外とされていたことが予想されます。

術後の経過観察で、Aさんは「手術を受けてから、数年ぶりに大好きな温泉に入ることができました。自分はもう二度と温泉には入ることができないかと思っていたので、本当にうれしいです」と笑みを浮かべていたのが印象的でした。

精密な指の動きが求められる歯科技工士のBさん　64歳・女性

「自分がリンパ浮腫であることを忘れる日もあるほどです」

Bさんは今から7年ほど前に乳がんを患い、右の乳房を摘出しました。その際に、脇の下のリンパ節を切除し、放射線治療も受けています。手術を受けて1年半くらい経った頃、右手のひじから下の部分にむくみが見られるようになりました。

むくみが出始めると同時に、蜂窩織炎にもなってしまいました。幸いにして入院するほどの重症にはなりませんでしたが、一度なってからは年に数回、蜂窩織炎を繰り返すようになってしまったのです。さらに発症頻度も少しずつ増えてきているようで、私のクリニックを受診した前の年は、1年に3回もなったということです。蜂窩織炎になるときは、主にひじから下に症状が出ているようでした。

見た目の問題だけではなく、仕事にも大きな影響が出ていました。Bさんの仕事は歯科技工士です。歯科技工士とは、歯科医の指示に従って入れ歯や歯の被せ物、詰め物、矯正装置などの作成や調整を行う職種です。細かく精密な技術が必要とされる仕事のため、腕や手指がむくむことによって、それまでできていた作業が困難になるなどの影響がありました。

また、腕のむくみであれば本来ならば弾性スリーブや弾性グローブなどを着用したほうがいいのですが、着用すると手指の細かい作業ができなくなるため、仕事中は弾性着衣を身につけることができませんでした。そのため昼過ぎから夕方にかけては、腕がパンパンにむくんでしまい、非常につらい思いをしていました。

仕事柄リンパ浮腫による影響が大きいため、治療にもとても熱心で、これまでに3回私が以前勤務していた病院でリンパ管細静脈吻合術を受けていました。むくみが気になりだした年に最初のリンパ管細静脈吻合術を受けて、それ以降毎年のように手術を受けていました。また、手術と同時に圧迫療法などの保存療法も始めています。

前病院で私がBさんに行っていた手術は第3世代のリンパ管細静脈吻合術です。そのため手術はすべて入院し、全身麻酔下で行うという体への負担の大きなものでした。そのような手術を毎年のように受けるほど、リンパ浮腫の悩みが大きかったのだと思います。

しかし、3回に及ぶ手術でひじから上の部分は改善が見られましたが、ひじから下の部分がなかなか良くなりませんでした。そのため手術に対してあまり期待をしていないようで、私のクリニックを受診したときも、少しでもマシになればいいと、控えめな様子でした。

Bさんは診察室で、乳がんについては術後再発もなく仕事にも無事に復帰することができて安心しているが、夜になって服を脱いで入浴中に自分の右腕を見るとなんともいえない絶望感に襲われるのだと話してくれました。自分の右腕はもう一生このままなのだろうか、と思うとどうしようもないつらい気持ちになってしまうと言います。

また、左腕の倍以上に太くなってしまった右腕を隠すために夏場でも長袖を着て、決して人前で腕を出さないようにしているとも語っていました。

実際にBさんの腕は、一目で分かるほどに右腕と左腕の太さが大きく変わってしまっていました。手の甲についてはほとんどむくみが見られず、血管が浮き出るほどスッキリしていましたが、本人も気にしているとおり、ひじの周りやひじから下の部分にはかなりのむくみがありました。

体成分分析装置を使って両腕の水分量を量ってみると、左腕は1・36Lに対して右腕は3・15Lと、右腕は左腕のほぼ2倍強になっていることが分かりました。また周径も、ひじの部分では左22・3㎝に対して右腕は31・8㎝と、約10㎝も太くなっていました。

手術にあたって切開する場所などを確定するために超高周波エコーでリンパ管の状態や場所を確認したところ、同じくらいの深さのところで横並びに手術に適したリンパ管や静脈が並んでいることが分かりました。そこで、超高周波エコーで確認したとおりに切開していき、最終的に4カ

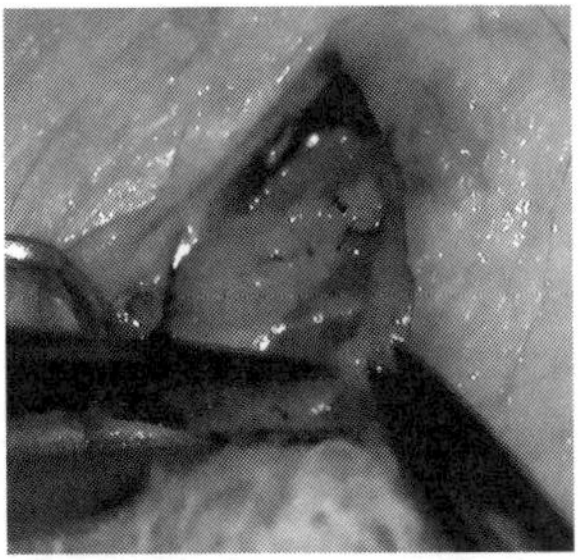
手術の様子

所を切開して合計5カ所でリンパ管と静脈をつなぐことができました。

その結果、術後1カ月の段階で右腕の水分量は3・15Lから2・25Lと1L近くも減少。術後6カ月の時点では1・89Lまで減り、左腕と500mLしか変わらないまでに改善しました。周径についても大きな改善がありました。手術前は31・8cmだったひじ周りが、術後6カ月が経過した頃には24・2cmと、7cm以上も細くなりました。これによって約10cmあった左腕との差も、約2cmにまで縮小しました。

手術後、手術前と比べて明らかに細くなった右腕を見せながら、Bさんは次のように話してくれました。

「正直にいうと、何度手術を受けてもどうせたいして変わらないのではないかと思い、あまり大きな期待はしていませんでした。でも、今は細くなった右腕を見るたび

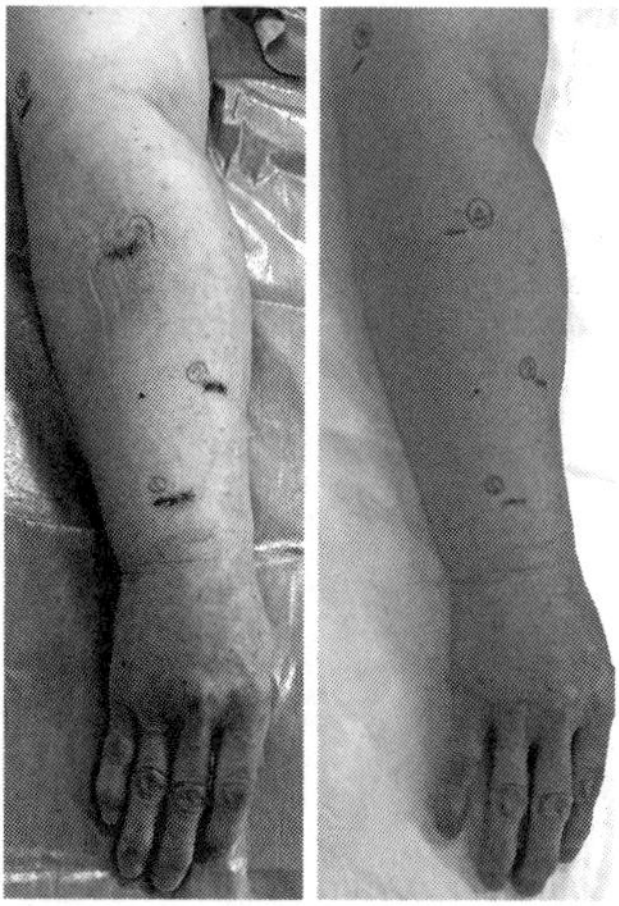

After　Before

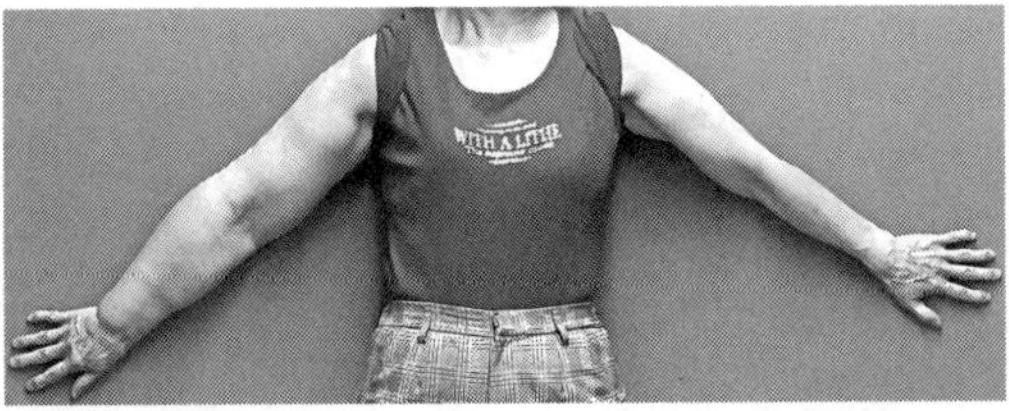

Before（初診）

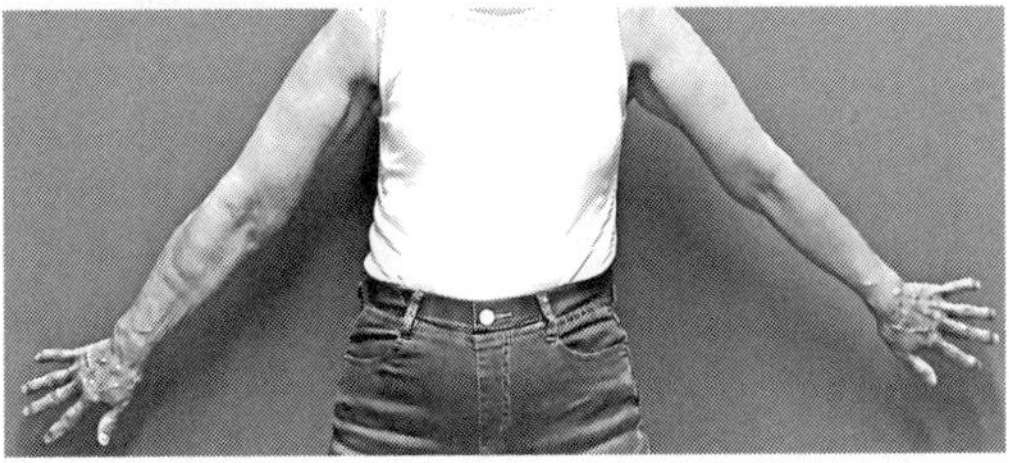

After（術後３カ月）

に幸せな気持ちになれるし、日によっては自分がリンパ浮腫であるということを忘れていることもあるほどです。また、今までの3回の手術は時間が長く、傷痕もたくさんできたのですが、今回は日帰りだったうえに傷痕も小さくすぐに見えなくなって、感動しました。今年の夏は久しぶりにお気に入りの半袖を着てみようと思います」

　これまでに何度も第3世代の手術を受けて、手術に対してあまり期待をもてなかったというBさんですが、第4世代のリンパ管細静脈吻合術という治療法にたどり着き、笑顔を取り戻してくれた本当にうれしい事例となりました。

リンパ浮腫で性格まで暗くなってしまったCさん　56歳・女性

「生きがいだったダンスがまたできるなんて、夢みたいです」

Cさんは約2年前に子宮体がんを患い、子宮と卵巣をすべて摘出し、骨盤内のリンパ節を切除しました。手術後には抗がん剤治療も行いましたが、抗がん剤治療をやっている最中からむくみが出始めました。

むくみは主に左足の太ももや下腹部のあたりに起こりましたが、自分で意識して歩いたりマッサージをしたりすることで、日常生活に支障を来すまでには重症化しませんでした。ところがむくみが気になりだしてから半年後くらいに、蜂窩織炎になってしまいます。蜂窩織炎で高熱に苦しんだ経験から、リンパ浮腫を治療できるのならば治療をしたいと言って、私のクリニックを受診したのです。

両方の足にむくみが見られ、その他の自覚症状としては左足にピリピリした感覚があるという訴えがありました。むくみ以外のピリピリした感覚については、抗がん剤の影響が残っている可能性もあったと思います。

ＩＣＧリンパ管蛍光造影や超高周波エコーで検査をしたところ、確かに太もものあたりでリンパの漏れが確認できました。体成分分析装置で水分量を量ったところ、右足が５・28Ｌ、左足が６・04Ｌで、どちらの足にもむくみが起きている様子が確認できました。

Ｃさんの場合はもともと足が細かったこともあり、一見して病的なほどにむくんでいるようには見えませんでした。また左右両方の足にむくみがあったため、左右がアンバランスになって不自然ということもあまりなかったのです。

しかし、それにもかかわらず診察室に入ってきたＣさんは、まるでこの世の終わりのような暗い表情でした。抗がん剤で髪が抜けてしまった頭部にはウイッグをかぶって帽子も目深にかぶり、足首まで隠れるようなロングスカートにグレーのスパッツをはいて、体を完全に隠すファッションで、話し声も聞き取れるかどうかというほど小さく、笑顔を見せることもまったくないなど、強い不安を感じていることが分かりました。

初診でＩＣＧリンパ管蛍光造影や超高周波エコーなどを行い、手術をすることが決まってからもＣさんの不安感はなかなか治まりませんでした。

初診から手術当日までの間に何度もクリニックに電話をかけてきて、足が少し赤くなってきたような気がするが大丈夫だろうか、左側だけむくみが進んできたように思うなど、何度もスタッフへ不安をぶつけていました。また、それでも不安が解消されないときは、メールで赤くなった部位の写真を送ってもらい対応することで、少しでも安心してもらうこともありました。

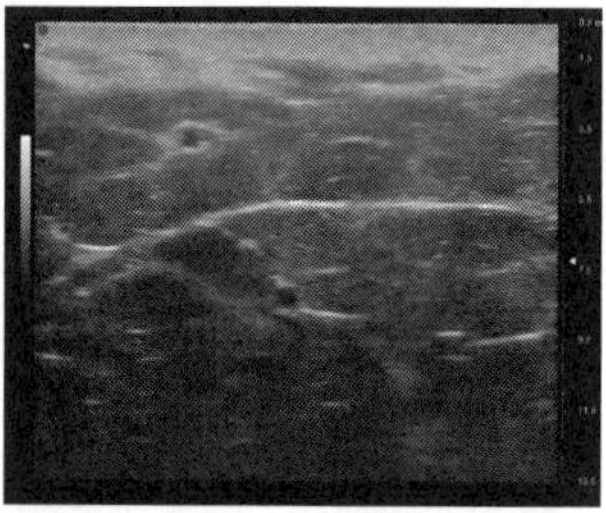
リンパ管と静脈のエコー画像

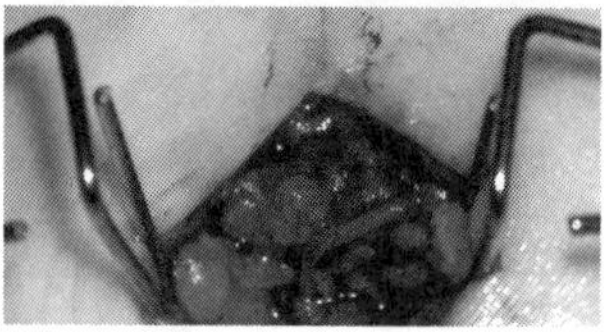
手術によってつながれたリンパ管と静脈

そのように不安を抱えながらも無事に両下肢のリンパ管細静脈吻合術を実施し、超高周波エコーで確認したとおりに適切なリンパ管と静脈を見つけて、数カ所つなぐことができました。

手術の効果ははっきりと表れました。術後1カ月の段階で、水分量は右足が5・28Lから4・84L、左足が6・04Lから4・94Lにそれぞれ減少。さらに体重も3・5kg

落ちました。周径についても、鼠径部に近い太もものいちばん上の部分で、右足が51㎝から48・５㎝、左足が52㎝から48・４㎝とそれぞれ細くなりました。

術後の1カ月検診では経過が良いことを確認できたので、積極的に運動することを勧めるとCさんは意外そうな顔をして、運動をしてもいいのかと質問してきました。もちろん運動しても構わないこと、むしろ運動することによって、手術と相乗効果が期待できることなどを説明すると、信じられないという様子でした。今までジャズダンスが生きがいだったけれども、手術を受けてからは運動をしてはいけないのかと思って、ずっとダンスを我慢していたのだそうです。

私はCさんに運動はリンパ浮腫の防止に効果的であることや、リンパ管細静脈吻合術を受けたからといって趣味を我慢する必要はまったくないことを説明しました。するとCさんはパッと顔を輝かせて「本当にダンスをしてもいいんですね！　まさかもう一度ダンスができるなんて、夢みたいです」と子どものようにはしゃいで喜びました。

Cさんはさっそくその後、大好きだったジャズダンスを再開しました。そしてそれ以降、みるみるうちにまるで別人のように明るくなっていったのです。

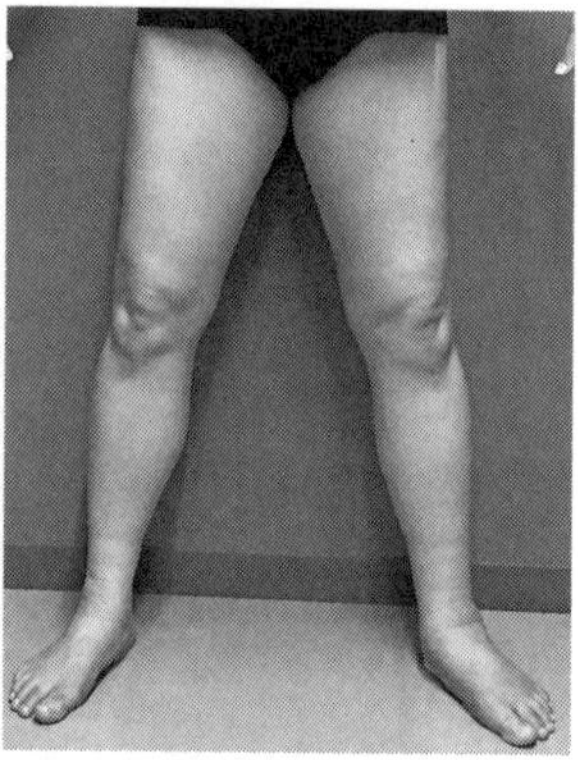

Before（初診）

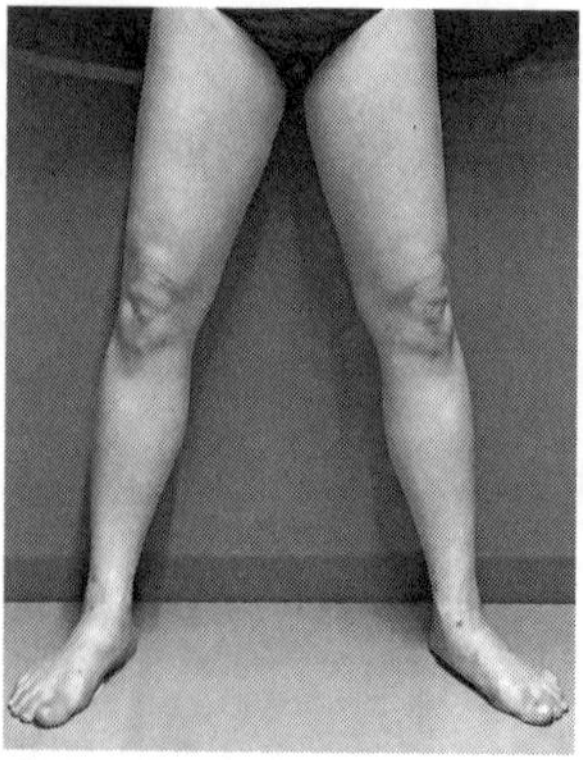

After（術後6カ月）

例えば3カ月検診のときは、ウイッグを取るか悩んでいるというので、看護師が「取って見せてくださいよ。Cさんは小顔だから、きっとベリーショートも似合いますよ」と相づちを打ちました。するとCさんは朗らかに笑いながら頷き、小顔に産んでもらったことは、親に感謝していると楽しそうに返事をしました。笑顔など、初診のときの暗い様子からは想像もできなかったことです。

6カ月検診のときにはさらに変化がありました。以前は体全体を隠すようなファッションに身を包んでいたものが、6カ月検診では明るい柄のブラウスにひざ丈のスカートをはき、診察のあとダンスのレッスンに行くのだとうれしそうに言っていました。

診察のたびに明るさを取り戻していくCさんの様子は、見ている私たち医療スタッフも笑顔にしてくれました。Cさんはリンパ浮腫の治療がきっかけで、自分の足と上手に付き合う方法を見つけ、趣味や生きがい、自分の人生を取り戻しました。私はまさにCさんの件のように、リンパ管細静脈吻合術でQOLを上げたり人生を取り戻したりする手伝いがしたくて日々、治療に取り組んでいるのだと再確認した事例になりました。

奄美大島から受診したDさん　70歳・女性

「いつ蜂窩織炎になるかと思うと、爆弾を抱えているような気持ちでした」

Dさんは鹿児島県の奄美大島在住の方です。およそ27年前に子宮頸がんを患い、子宮を全摘したうえで骨盤内のリンパ節も切除しました。その後、手術の翌年から左足だけにむくみが出始めます。そして、約21年が経過した6年前頃から、遅れて右足にもむくみが出るようになりました。約16年前に両足が蜂窩織炎になり、入院も経験しました。直近では4年前に入院しています。

蜂窩織炎での入院経験は2回で、それ以外でも3回程度、蜂窩織炎で外来通院をしています。蜂窩織炎に悩みながらもリンパ浮腫をどうすればいいのか分からず長い間放置していましたが、6年ほど前に沖縄本島の病院にリンパ浮腫外来があることを知って、そこからはリンパ浮腫外来を受診して圧迫療法やリンパドレナージを受けるようになりました。

Dさんが悩んでいたのは、蜂窩織炎になったときの病院受診でした。Dさんは蜂窩織炎を何度も繰り返していて、蜂窩織炎になるときは特徴的な兆候も表れるため、自分ではおそらくこれは蜂窩織炎だろうという見当がつきます。しかし、住んでいる地域には蜂窩織炎の治療に慣れている医師が少ないため、高熱で病院を受診するたびに毎回、長い時間をかけて一から検査をし、非常に負担に感じているということでした。

蜂窩織炎は感染症ですから、基本的には抗生剤の投与などで治療を行います。程度に応じて入院することもありますが、外来で抗生剤を点滴投与するのでも十分なこともよくあります。慣れている医師であれば、皮膚の状態や症状などを確認したうえで、血液検査だけでも診断することが可能だと思います。

しかし、Dさんが住んでいる地域ではそうはいかないということでした。Dさんがどれほど自分はリンパ浮腫を患っていて、その合併症で蜂窩織炎を繰り返しているのだから、今回もそうではないかと訴えても、毎回、CT検査をはじめとしてさまざまな検査をし、やっと診断が下りるということだったのです。また、担当するのが毎回、医師免許を取得して間もない研修医であることも負担につながっていました。

Dさんが住んでいる地域では蜂窩織炎を診断・治療できるような病院は少なく、治療できるのは大規模な病院だけでした。そして、その病院では研修医が救急外来を担当していました。そのため高熱が出て救急外来を受診すると、毎回、異なる研修医が対応し、なおさら蜂窩織炎であることを理解してもらうのに非常に苦労しているということでした。

また、圧迫療法やリンパドレナージを受けられる場所も少なく、毎回、沖縄まで行って治療を受けているということでした。そのため、リンパ浮腫をなんとか治療して蜂窩織炎の頻度を少しでも減らしたいという思いで、はるばる奄美大島から大阪まで受診に来たのです。

私のクリニックを探したのはDさんの夫でした。彼はDさんのリンパ浮腫をなんとかしてあげたいと、病気について非常に詳しく調べている様子でした。

受診するなりDさんの夫は次のように私に訴えてきました。

「先生、妻は何度も蜂窩織炎を繰り返していますが、病院では蜂窩織炎と言ってもなかなか理解してもらえません。奄美大島と大阪では受けられる医療がまるで違うのです。私たちの毎日は、いつ蜂窩織炎になって高熱が出るか分からない、爆弾を抱えながら過ごしているようなものです。どうか妻の足を手術で良くしていただけませんか」

ＩＣＧリンパ管蛍光造影や超高周波エコーで詳しく見ていったところ、Dさんの足は長年リンパ浮腫を患っていましたが、まだ質の良いリンパ管が残っていることが確認できました。左足のほうがリンパ浮腫は重症であり蜂窩織炎を繰り返していたため、先に左足から手術を行ってその約3カ月後に右足も同じく手術しました。

手術では左足、右足のいずれも4カ所でリンパ管と静脈をつなぐことができ、Dさんは術後の傷痕を見て「まったく痛くありませんでした。それに傷口もこんなに小さいなんて、

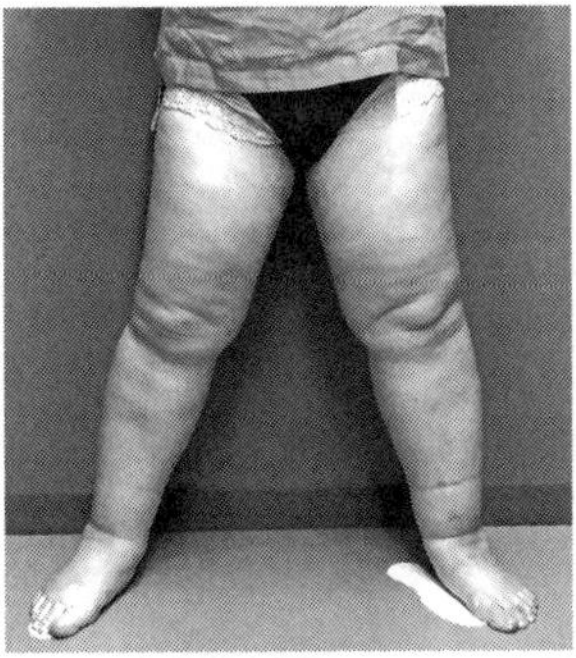

After（左足のみ術後３カ月、右足は術前）

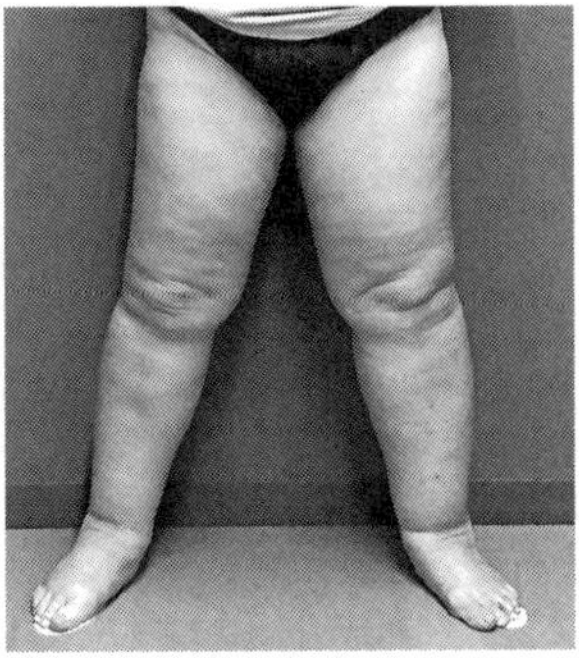

Before（初診）

本当にビックリです」ととても喜んでいました。

　Dさんは遠方に住んでいるため抜糸は紹介状を書いて地域の病院へ任せることにして、翌日奄美大島へ飛行機で帰っていきました。

　3カ月後の経過観察で、左足の水分量は7・46Lから6・79Lと600mL以上減少していて、しっかり効果が出ていることが確認できました。Dさんは「術後、まだ一度も蜂窩織炎になっていないし、足もとても軽くなりました。何十年も悩んでいたのが嘘のようです」と笑顔を見せてくれました。Dさんのように長年リンパ浮腫に悩んでいても、リンパ管細静脈吻合術でむくみを改善することは可能です。同じように悩んでいる人がいるならば、ぜひ諦めないでほしいと思います。

おわりに

「リンパ浮腫に困っているけれど、どこに相談したらいいか分からない」

そんな悩みをもつ人を一人でも多く救いたくて、大阪・阿倍野にリンパ浮腫の手術を専門に掲げるクリニックを開院して約1年半が経過しました。今ではリンパ浮腫に悩む多くの患者が私のクリニックを受診して、笑顔を取り戻していく様子を間近に見ることができています。

患者たちはリンパ管細静脈吻合術を受けることで、趣味や生きがいをもう一度楽しむことができるようになったり、おしゃれやスポーツを楽しんだり、あるいは圧迫療法の負担が軽減されたりするなど、ＱＯＬを大きく向上させることに成功しています。このことは、まさに私自身の願いでもあったのです。

私が専門とする形成外科は、患者のＱＯＬを向上させることを得意とする診療科です。形成外科が対象とするのは、美容的なものから床ずれまで幅広く、患者層も乳児から高齢者まで多岐にわたります。しかし、対象患者が乳児であれ高齢者であれ、ＱＯＬ向上を目的に治療を行っていくことに変わりはありません。

私が形成外科を目指したのは、ほかの診療科と比べて「正解がない」ところに興味を覚えたからです。ほかの診療科では、例えば乳がんの手術ならば、ある程度は手術方法が決まっています。それに対して形成外科は、さまざまな手術の方法のなかから医師が自分なりに試行錯誤し、患者にとって最善の結果を導いていくことが求められます。形成外科の領域で患者に最善の結果を示すには、自分の知識・経験をフルに発揮させることが必要なのです。

私自身が知識・経験をフルに発揮させ、試行錯誤しながらたどり着いた治療法、それがまさに超高周波エコーを使ったリンパ管細静脈吻合術です。この治療法は、がん治療後の患者のＱＯＬを大きく上げることを可能にする治療法です。

私は常々、せっかくがんを乗り越えたがんサバイバーの人たちには、残りの人生を目一杯楽しんでほしい、また、がんの治療を終えた人が後遺症であるリンパ浮腫の治療で、大きな負担を受けなくても済むようにしたいと思っていました。

こう思うのは、がんの治療を終えた人は手術や抗がん剤、放射線治療などですでに十分つらい思いをしているからです。つらい治療に耐えたがんサバイバーだからこそ、後遺症でさらに苦しめられるようなことがないようにしたいというのは、ＱＯＬを大切にする形成外科医としての私の念願でした。

今、私のクリニックには西日本全域から患者がやって来ます。なかには「ここが最後の砦だと思ってやって来た」「リンパ浮腫はどうすることもできないと言われて、ずっと諦めていた」と言う人もいます。リンパ浮腫になっても正しい治療法を知ることができず、何十年も悩んだり苦しんできたりしたという患者の切実な声を聞くにつれて、もっと多くの人にリンパ管細静脈吻合術について知ってほしいと思うようになりました。この本には、そうした思いをすべてまとめてあります。

本書を通じて多くの人に正しい情報が届き、それによってリンパ浮腫に悩む人が一人でも少なくなることを願っています。

最後に、本書を執筆するにあたり、クリニックのスタッフには情報収集などで大いに協力をしてもらいました。心より感謝します。